明治大学教授

齋藤孝60歳が毎日やってる！

「一生サビない脳」をつくる生活習慣35

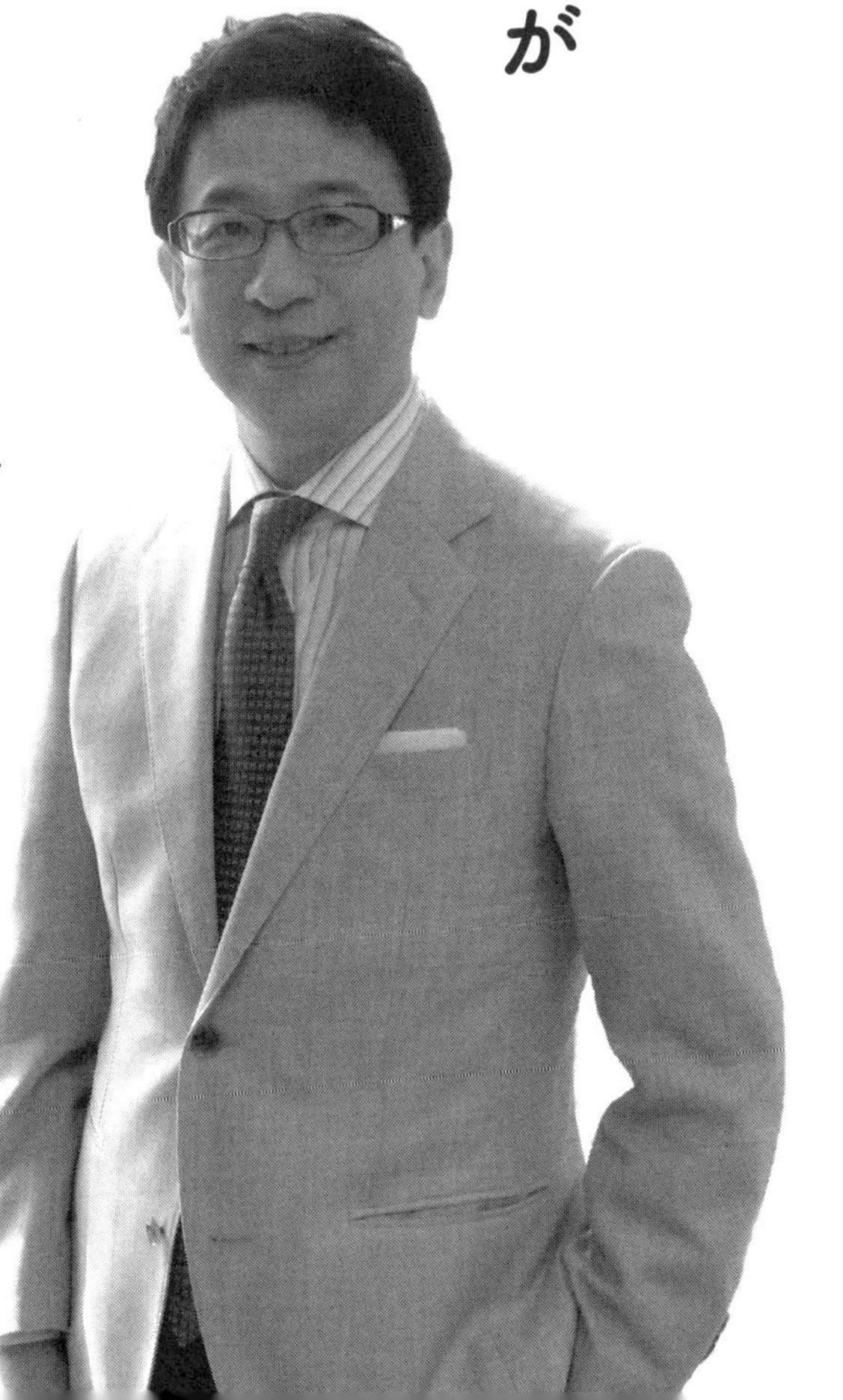

齋藤孝

ビジネス社

はじめに

第二の人生の質を左右する「サビ」の正体

ここのところ、「人生100年時代」という言葉もすっかり世の中に定着した感があります。

かつて、江戸時代の平均寿命は30歳から40歳といわれていました。その数字と比較すると、現代人はその倍以上を生き抜くわけです。平均寿命を世界各国と比べてみても私たち日本人は毎年、順調に寿命を伸ばしており、本当に「人生100年時代」へと突入しました。

一方で、現役生活はおおむね60歳でいったん区切りとなります。ということは、長生きをすれば**第二の人生は40年もある**わけです。

いったい、その残りの人生をどのように過ごせばいいのでしょうか。

実は私も、2020年に60歳を迎えます。

もっとも私自身、この本の企画について、

「先生は今年60歳ですが、いつまでもお若いですから、その秘密をぜひ」

と提案されたとき
「あれ、本当に今年で60歳になるんだっけ?」

と、思わず聞き返してしまったほど、実感がありません。

もちろん、傍《はた》から見ても比較的若く思われるのは、毎年大学に入学してくる学生たちと常にふれあい、刺激を受けているからという面があるのはたしかでしょう。しかし、それだけでなく、脳、体、マインドを意識的、あるいは無意識のうちにトレーニングする一種の「アンチエイジング術」を行っていることに、今回、改めて気づかされました。


私たち人間は、年を取ればどこかしら体に不調が現れるものです。肌は張りがなくなり、シワやシミが増え、鍛えなければ筋力も落ちていきます。

あるいは、精神的な変化も見られます。若いころよりも怒りっぽくなったり、逆に涙もろくなったり……。物忘れがひどくなる方もいるでしょう。

しかし、これらの現象は誰にでも起こりうることなので、とくに気にする必要はありません。老化現象に太刀打ちしようとしても、それは意味のないことなのです。

それよりも**「老化したことを感じない体」「サビていない頭」をいかにつくり、いかにキープするかが重要**になってくるのです。

その際に大事になってくるのが脳の若々しさ。**体も心も若くいるためには、なによりもまず脳がしっかりと働いていないといけません**。

若い人と話をしていても、ついつい返しが遅くなってしまう。あるいは、新しいことがなかなか理解できない。流行に興味が持てない。考えるのが面倒だ……。こんな状態では、いくら体が動いていても、残念ながら人生の質＝ＱＯＬ（Quality of Life）は劣化する一方です。

同じ年齢の方でも若々しく感じられる人もいれば、ぐっと老けて見える人もいます。この違いを生む要因こそが、まさに脳にこびりついた「サビ」の有無、そして、その量なのです。

本書では、私自身の日々の経験を中心に、「脳や体がサビていない自分」をどのようにつくり上げればいいのか。そして、そのために必要な習慣術＝脳活とは何なのか、ということを解説していきます。

第一線から退き、「隠居生活」を送るにしても、まだまだ時間はたっぷりあります。少しでも「サビていない状態」を維持し、先は長いであろう「令和」という新しい時代を、一緒に楽しみながら過ごしていきましょう。

齋藤　孝

はじめに　第二の人生の質を左右する「サビ」の正体……3

Chapter 1

「スピード感」を意識するだけで、脳を邪魔するサビが取れる

Chapter 2

脳への「刺激習慣」で、体の内側から若返る

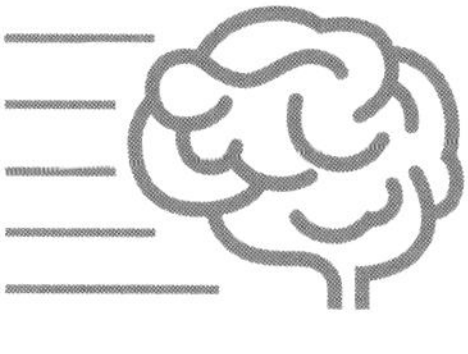

Chapter 3

日々の「簡単ルーティン」で、人生の質がぐっと上がる

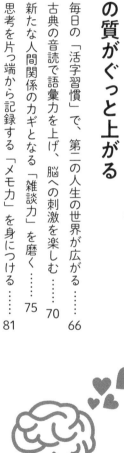

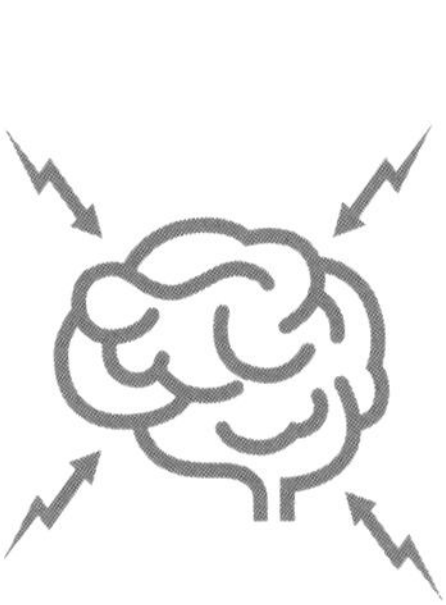

Chapter 4

「大人の思考術」で脳とメンタルがさらに強くなる

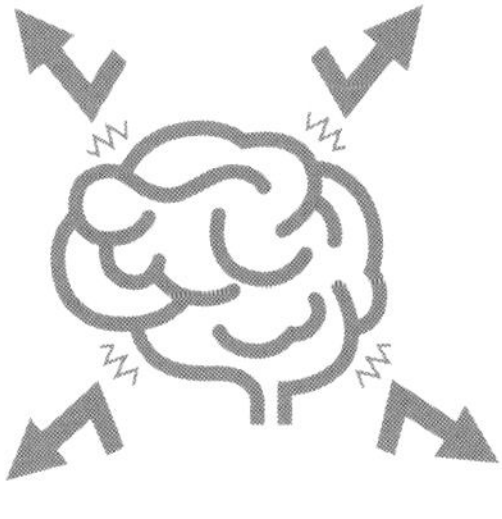

Chapter 5

年相応の「インプット・アウトプット術」を使いこなす

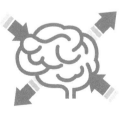

Epilogue

私たちの背中を押す「先人たちの名言」

Chapter 1

「スピード感」を意識するだけで、脳を邪魔するサビが取れる

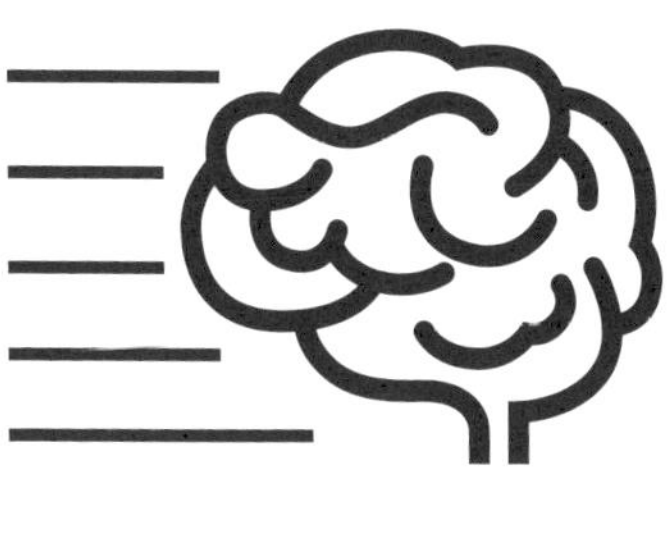

齋藤流
脳活

1 「昔取った杵柄」でシャープな動きを取り戻す

人間は年を取ると、スピード感が少しずつ失われていきます。とくに、新しいことへチャレンジする際には、それが顕著に表れてしまいます。

「若いころならばすぐに感覚をつかめたけど、年を取ると段々ハードルが高くなっちゃうなぁ……」

このように、自分のスピード感の鈍り具合を、いやでも実感させられることもあるでしょう。たしかに、若いころに比べれば仕方のない一面もありますが、ここで「どうせ年だからさ」とあきらめてはいけません。実は、この**スピードこそが「脳の若さ」を測るバロメーター**だからです。

皆さんもそうであったように、若い人が年上の人と話したり、なんらかの行動をともにする際に、一番イヤがるのが〝速さ〟が違うこと。「返しが遅い」「モタモタしてる」などといったイライラを、若いころに感じたこともあるでしょう。

ここで重要なのは、**肉体的なスピードは何歳からでも鍛えられる**ということ。筋肉はトレーニングさえすれば、いくつになってもつけられますし、その結果、動きもシャープになることでしょう。

ただし、ひとつ注意すべき点があります。それは、これまでやったことがないスポーツや運動には、いきなり手を出さないほうがいいということ。

よくあるのが、テニスラケットなど一度も握ったことがないのに、錦織圭選手や大坂なおみ選手の活躍に刺激されてテニススクールに通い始める。あるいは、友人に誘われて、はやりの社交ダンスにチャレンジしてみるといったパターンです。

もちろん、ニュースや周りの人たちに刺激を受けること自体は、悪いことではありません。ですが、未経験のことにいきなりトライしても、まず体がついていけないでしょう。それで体を動かすこと自体イヤになって、結局「やーめた」となってしまっては元も子もありません。

では、挫折せずに体を動かし続けるためには、何をすればいいのでしょうか。

私がオススメするのは、まずは**自分が若いころに習得した「動き」や「テンポ」に似ていることに再びチャレンジしてみる**ことです。まさに**「昔取った杵柄《きねづか》」なことこそが、私たちの体に合っている**のです。

たとえば、かつて卓球部に所属していたのであれば、テニスではなく、まず卓球のラケットを握ってみる。40年、50年ぶりにスマッシュを打ってみると「そういえばかつては、こんな動きをやっていたな」と思い出し、「まだまだ自分も動けるぞ!」とモチベーションも自然と高まることでしょう。

仕事のかたわら自宅の一角で家庭菜園をやっていたならば、もう少し広めの市民農園を近所で借りて、野菜づくりを手がけてみる。もちろん、重いものを持ったり、長時間の作業は大変でしょうから、まずは、心地よい疲労が感じられるくらいから始めてみましょう。

こうした慣れた動き、作業をする一番の利点、それは**「自分はまだまだシャープな**

動きができるんだ」という自信を持てること。かつて自分がやっていた動きは、体のどこかに記憶として残っているのです。

これは実は脳にも関係しています。20世紀フランスの哲学者モーリス・メルロ・ポンティも**「私たちは身体としてこの世界に住み込んでいる」**と唱えています。

人間は、頭だけで生きているわけではなく、身体をともなった存在としてこの世界に生きている、という意味です。

たとえば、築年数が古いせいで、玄関のドアが少しだけ低い家があるとします。初めて来たお客さんはそんなことなど知らないわけですから、頭をぶつけてしまうこともあるでしょう。しかし、住人がそこを通るときは、さりげなくかがむはずです。

あるいは、オルガン奏者は鍵盤《けんばん》の配置が体にしみ込んでいるので、座った瞬間からなんのためらいもなく弾き始めることができます。

このように、**慣れ親しんだものに対しては、体は自然と反応できる**のです。ですから、いきなり新しい課題に挑戦するのではなく、まずは「昔取った杵柄」の動きを取り戻してみてください。

大人になると運動神経がいいとか悪いとかは、関係ありません。その動きを自分の体が楽しめているかどうか、ここが大事なのです。

まずは、慣れたことに再トライし、「自分はまだまだできるんだ」という折れない自信をつける。そのうえで、社交ダンスなど新しいことにチャレンジしてみる。

そうすると、時間は多少かかったとしても、きっと楽しみながら踊れるようになるでしょう。

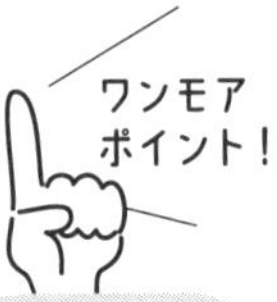

体も脳も、何歳からでも鍛え直すことができる！

齋藤流
脳活

2 フロー体験で「ノッている」自分に生まれ変わる

現役生活が終わったあとの大きな難題のひとつは、とにかくヒマを持て余してしまうこと。

これまでの「バリバリ仕事をする」という目標がなくなってしまうのですから、多少のヒマでブラブラ生活は致し方ないかもしれません。ですが、そんな状態を放っておくと間違いなく脳はサビつきます。

ここで必要なのは、日々の生活において自分のモチベーションが上がるように仕向けること。**何かに没頭し、充実した時間を増やすことが、脳のサビつき防止への重要な一歩**となります。

では、実際にどのようなことで、〝仕事〟という目標を失った自分のモチベーションを上げていけばいいのでしょうか。

キーワードは「フロー体験」です。

この**「フロー体験」とは、自分自身のエネルギーをいま取り組んでいる対象へ完全に集中し、体が流れるように自然に動く状態、もしくは自分が「ノッている」と感じる状態のこと**。ハンガリー出身のアメリカ人心理学者、ミハイ・チクセントミハイが提唱した概念です。

あるいは「欲求5段階説」でよく知られるアメリカの心理学者、アブラハム・マズローが主張した、何かに魅了され興奮、高揚を感じる意識の状態を指す「至高体験」という考えも、フロー体験に近い概念といえるでしょう。

日々、仕事に全力投球していた現役のころは、こうしたフロー体験を何度も味わっていたかと思います。

契約を勝ち取るため朝早くから夜遅くまで必死に営業の外回りをしたり、ヒット商品を出そうと寝る間も惜しんで企画書を作成したり、上司の反対を押し切って始めたプロジェクトを、同僚や部下と力を合わせてなんとか成功に導いたり……。

こういうと、「そんな現役バリバリだったときみたいに、のめり込むものを見つけるのなんてムリだよ！」と思う方も多いことでしょう。

でも心配不要です。

実は、第二の人生において、寝食を忘れるほど何かに没頭する必要はありません。そうではなく、**1日のうちのどこかで、何かに夢中になる時間を確保するだけでいい**のです。

たとえば、前に説明したように、かつてやっていた趣味やスポーツなど「昔取った杵柄」作戦を応用するのもひとつの手でしょう。

ただし、一点だけ重要なことが。

フローの概念を生み出したチクセントミハイは、**自分の能力に対してある程度、難易度を上げることが大事**だと言っています。つまり、自分が持っている「スキル」に対して、ちょうどいい感じの「チャレンジ」を設定するのがいいということ。言ってしまえば、自分の「スキル」にとってさらにプラスアルファとなる「負荷」をかけるということです。

こうした「スキルアップ」や「チャレンジ」といった要素を、バランスよく組み合わせて、新しい物事にトライしてみたらどうでしょう。

たとえば、音楽やスポーツを始める際に、単なるヒマつぶしではなく、スポーツだったら地域の大会出場を目指してみる。音楽だったら、発表会やライブをやることを目標とする。

そうした自分にとって少しレベルが上の課題を設定し、それをクリアすべく質の高いトレーニングや練習を行ってみるのです。

すると、たとえば素振りなどのシンプルな練習をしていても、目標に向けて頑張ろうという意識、モチベーションが高まるので、「スリル」＝ワクワクした気持ちと「ノリ」＝フローが生まれてきます。

そうなると、いまやっていることにますます集中できます。そして、いざ本番で全力を尽くすと、達成感を味わうことができ、さらにモチベーションが高まっていくわけです。

これが結果的に、幸福感につながるとチクセントミハイは言っています。

フロー体験で没頭できる時間が増えれば増えるほど、脳は活性化していきます。いつまでも生き生きとし、充実感に満ちあふれた生活を送れば、当然〝若さ〟のキープにもつながるわけです。

前述したとおり、音楽やスポーツなど手軽にできて、なおかつ目標が設定できることを頭に思い浮かべてみてください。

第二の人生こそフロー体験が大事。このことを常に意識しながら、若さを保っていきましょう。

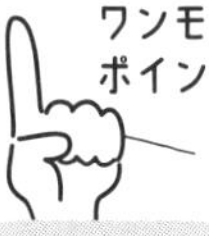

ワンモアポイント！

自分のやっていることのレベルを、ほんのちょっとだけでもいいので上げてみる！

齋藤流
脳活

3 「速音読」で脳の回転と会話のスピードを一気に上げる

私が常々、その重要性を説いている「速音読」。

これは、第二の人生においても、若々しい脳をキープし続けることに非常に〝効く〟メソッドです。

速音読とは、私自身のこれまでの体験から編み出した音読法のこと。声に出して文章を読む「音読」と、文字通り文章を速く読む「速読」を組み合わせた読み方となります。

言うまでもありませんが、私たち日本人は、日本語が読めるという〝スキル〟を持っています。ただし、とりわけ「名文」に関していえば、ただ単に字を追って黙々と読むだけではもったいないこと、このうえありません。

そうではなく、声に出して読む「音読」こそオススメなのです。理由は**文章の内容**

に対する理解が深まり、自然と記憶にも深く残るからです。

では、名文が記憶に残ると、いったい何がいいのでしょうか。

たとえば、ある本から心にしみるフレーズや、美しい日本語を学んで「これはいい」と思っても、黙読では忘れてしまいます。

しかし、**音読して記憶に残しておけば、そうした言い回しを、たとえば日常生活のここぞというときにアウトプットすることができる**のです。

あるいは、子どもや孫にも、そうした美しい日本語を伝えることもできるでしょう。

では、「音読」のみならず、そこにさらに「速読」を加えると、どんな効果があるのでしょうか。

速音読をするにあたって、音声として発した文章よりも先の部分に目をやらないと、正確に速く読むことはできません。次の言葉が見えないと文脈がわからないので、イントネーションが乱れ、途切れ途切れの日本語になってしまいます。

そうならないよう、人は速音読をしているとき、声と目の動きをずらすという非常に高度なことを行っています。つまり、**意味のまとまりごとに文章を目に入れるため、無意識に視野の範囲が広がっていく**わけです。

もっとも、「速読なんかじゃ、文章のよさを味わうことなんてできないんじゃないの？」と疑問に思う方もいるでしょう。

たしかに、文章の正しい流れを意識しながら速く読むというのは、難しいワザだと思われるかもしれませんが、でも心配いりません。

脳というものは、思っている以上に必死に動きます。ですから速音読をしている際も、脳は目のスピードに遅れて文意を逃さぬようフル回転しますから、私のこれまでの経験からいっても、内容もしっかりと頭に入ってくるわけです。

最初は、それほどスピードも速くなく、とちることも多いかもしれませんが、速音読を繰り返していくうちに、いつの間にかスラスラと読めるようになります。さらに、「10分で、ここまで読む！」と時間に区切りをつけて音読すると、もっともっと速く読めるようになるのです。

そうなると、自分の速音読のスピードに我ながら感心し、自信がついてきます。その結果、頭の回転スピードもアップし、集中力が増していく……。

そう、**速音読でもフロー体験が得られる**のです。

以前、日本に脳トレブームを巻き起こした東北大学の川島隆太先生と対談したときのこと。会話のなかで速音読について説明したところ、川島先生も「速音読は認知症に効きます」と太鼓判を押してくれました。

小学生が国語の授業でやるような音読が、認知症を患ってしまった高齢者の方にも効くというのだから驚きです。

もちろん、認知症に効くということは、当然、その予防にも効果があるということ。ですから、**音読や速音読に慣れ親しんでおけば、いくつになっても脳をサビつかせずにすむ**というわけです。

さらに、この速音読を続けていけば、文章がスピーディーに読めるだけではなく、普段話す言葉のテンポもアップします。つまり、自分自身が若いころに年上の人に感じていた「もっと、ちゃっちゃと話してよ！」というイライラを、若い人に感じさせずにすむわけです。

ではここで、せっかくなので速音読にトライしてみましょう。お題は、平安時代の教科書ともいうべき『実語教』、そして昭和前期の作家、織田作之助の『夫婦善哉』の一節です。どちらも**1分で読み切る**ことを目指してみましょう。

実語教《じつごきょう》

山高《やまたか》きが故《ゆえ》に貴《たっと》からず。樹有《きあ》るを以《もっ》て貴《たっと》しとす。
人肥《ひとこ》えたるが故《ゆえ》に貴《たっと》からず。智有《ちあ》るを以《もっ》て貴《たっと》しとす。
富《とみ》は是一生《これいっしょう》の財《たから》、身滅《みめっ》すれば即《すなわ》ち共《とも》に滅《めっ》す。
智《ち》は是万代《こればんだい》の財《たから》、命終《いのちおわ》れば即《すなわ》ち随《したが》って行《ゆ》く。
玉磨《たまみが》かざれば光無《ひかりな》し。光無《ひかりな》きを石瓦《いしかわら》とす。
人学《ひとまな》ばざれば智無《ちな》し。智無《ちな》きを愚人《ぐじん》とす。

倉《くら》の内《うち》の財《ざい》は朽《く》つること有《あ》り。身《み》の内《うち》の才《さい》は朽《く》つること無《な》し。
千両《せんりょう》の金《こがね》を積《つ》むといえども、一日《いちにち》の学《がく》にはしかず。
兄弟常《きょうだいつね》に合《あ》わず。慈悲《じひ》を兄弟《きょうだい》とす。財物永《ざいもつなが》く存《そん》せず。才智《さいち》を財物《ざいもつ》とす。
四大日々《しだいひび》に衰《おとろ》え、心神夜々《しんじんやや》に暗《くら》し。
幼時《いとけなきとき》勤学《きんがく》せざれば、老《お》いて後恨《のちうら》み悔《く》ゆといえども、尚所益有《なおしょえきあ》ること無《な》し。
かるが故《ゆえ》に書《しょ》を読《よ》んで倦《う》むことなかれ。学文《がくもん》に怠《おこた》る時《とき》なかれ。
眠《ねむ》りを除《のぞ》いて通夜《つうや》に涌《じゅ》せよ。飢《うえ》を忍《しの》んで終日習《ひめもすなら》え。
師《し》に会《あ》うといえども学《まな》ばざれば、徒《いたずら》に市人《いちびと》に向《むか》うが如《ごと》し。

夫婦善哉《めおとぜんざい》

織田作之助《おださくのすけ》

法善寺境内《ほうぜんじけいだい》の「めおとぜんざい」へ行《い》った。道頓堀《どうとんぼり》からの通路《つうろ》と千日前《せんにちまえ》からの通路《つうろ》の角《かど》に当《あた》っているところに古《ふる》びた阿多福人形《おたふくにんぎょう》が据《す》えられ、その前《まえ》に「めおとぜんざい」と書《か》いた赤《あか》い大提燈《だいちょうちん》がぶら下《さが》っているのを見《み》ると、しみじみと夫婦《ふうふ》で行《い》く店《みせ》らしかった。おまけに、ぜんざいを註文《ちゅうもん》すると、女夫《めおと》の意味《いみ》で一人《ひとり》に二杯《にはい》ずつ持《も》って来《き》た。碁盤《ごばん》の目《め》の敷畳《しきだたみ》に腰《こし》をかけ、スウスウと高《たか》い音《おと》を立《た》てて啜《すす》りながら柳吉《りゅうきち》は言《い》った。

「こ、こ、ここの善哉《ぜんざい》はなんで、二《に》、二《に》、二杯《にはい》ずつ持《も》って来《き》よるか知《し》ってるか、知《し》らんやろ。こら昔何《むかしなん》とか太夫《たゆう》ちゅう浄瑠璃《じょうるり》のお師匠《ししょう》はんが開《ひら》いた店《みせ》でな、一杯《いっぱい》山盛《やまも》りにするより、ちょっとずつ二杯《にはい》にする方《ほう》が沢山《ぎょうさん》はいってるように見《み》えるやろ、そこをうまいこと考《かんが》えよったのや」

蝶子《ちょうこ》は「一人《ひとり》より女夫《めおと》の方《ほう》が良《え》えいうことでっしゃろ」ぽんと襟《えり》を突《つ》き上《あ》げると肩《かた》が大《おお》きく揺《ゆ》れた。蝶子《ちょうこ》はめっきり肥《こ》えて、そこの座蒲団《ざぶとん》が尻《しり》にかくれるくらいであった。

どうでしたか。1分で読むことはできたでしょうか。

この速音読の効果をまとめると、次のようになります。

・頭の回転が速くなる
・集中力が高まる
・テキパキと話すことができる
・認知症も予防できる

このように速音読は、まさに、中高年の方の頭にこびりついたサビを取るのにうってつけ。毎日、ほどよいチャレンジとスキルアップ、そしてスピード感も上がる速音読にぜひ、トライしてみてください。

朝の数分でもかまいません。その結果、得られるフロー体験で、脳はどんどん活性化していくことでしょう。

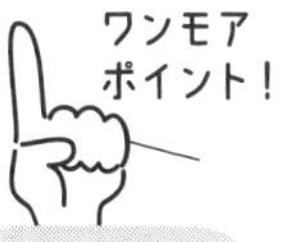

文章を口に出して読むだけで、認知症も予防できる！

齋藤流
脳活

4 集中力は年齢を重ねてなお、高めることができる

老化とともに、どうしても低下してしまうのが集中力。

仕事をしていたころは、とにかく時間内に終わらせる、あるいは出世するために周りの人以上に働く、というのが当たり前だったでしょうから、自然と目の前のタスクに集中していたことでしょう。

第二の人生でも、残りの生涯すべてをかけてもいいような大目標でもあれば、そこに向かって集中するでしょうが、なかなかそうしたゴールには出会えません。項目「1」や「2」で紹介した趣味やスポーツも、楽しめなければ集中力も切れ切れになり、途中で投げ出すなどということも、残念ながら大いにありえるでしょう。

ただし、ここで重要なのは、**実は集中力それ自体を高めることは可能**だということ。

集中力を高めて物事に取り組むと、たとえ最初はそれほど興味がなかったことでも、

続けていくうちに達成感、充実感を味わえることもあるはずです。

集中した状態のことを「ゾーン」といいます。没頭感覚、没入感覚と言い換えてもいいでしょう。私は、このゾーン感覚を研究していたことがあります。

私の経験上、ゾーンに入る第一歩となるのが呼吸です。**鼻から3秒息を吸い、そのまま2秒キープし、ゆっくり10秒かけて吐き出す。これだけでも相当、〝意識のエネルギー〟ともいうべきものが、体内にたまっていくのが実感できる**でしょう。

そうして呼吸を整えてから物事に取り組むと、かなり集中して作業を進められるはずです。実際、私は子どもたちを対象に、こうした呼吸法をしたあとテストを受けてもらったことがあります。すると皆、集中力が高まり、点数も上がったのです。

NHKの番組で大人を対象にして同じ実験を行いましたが、やはり集中力が高まるという結果が出ました。

かつて「限界を突破できた！」「できないと思ったことが達成できた！」というような状態を経験したことがあったかと思います。

その際に事前に何を準備したのか、どのようなタイミングで達成できたのか、といったことを思い起こせば、そのとき発揮した集中力も、再現できるでしょう。

それでも、なかなか集中力が高まらない方に、誰でもできる方法をお教えしましょう。それは、**集中している人たちを見る**こと。

私はサッカー観戦が好きで、とくに世界的スーパースター、リオネル・メッシ選手が所属するスペインリーグのFCバルセロナ（バルサ）の大ファンです。この20年ものあいだ、1試合も欠かさず、テレビ観戦をしているほど。惚《ほ》れているといっていいでしょう。

このことを人に話すと、驚かれると同時に理由を尋ねられます。それに対する答えは簡単。バルサの試合を観ていると、とても気分がいいから。ただ、それだけです。

私にとって、バルサの試合で楽しむポイントは、勝ち負けではなく、プレッシャーのなかで選手一人ひとりが瞬時に的確なパス回しをしていく、その判断力の美しさです。このように没頭して試合を見ていると、時間を忘れてしまうほど。それを20年続けているわけですから、気分はほとんどバルサの一員、集中力が途切れることなどありません。

こうした一流といわれるプロの動きはとりわけ、私たちを夢中にさせてくれます。

そして**選手がゾーンに入っているところを、私たちも一緒に体感できる**わけです。

年を重ねれば重ねるほど、集中力はますます大切なエネルギーとなります。車を運転しているときや、あるいはお孫さんを連れているときなど、ふとした不注意から思わぬ惨事を招きかねません。

だからこそ、集中力のアップを意識する。そうすれば年齢を重ねてもなお、自分の可能性を広げること、強みを増していくことにきっとつながっていくでしょう。

ワンモアポイント!

“一流”を見るだけでも、ゾーン感覚を味わうことができる!

齋藤流
脳活

5 1秒間の「コマ割り」で、即応力がアップする

打撃の神さまと呼ばれた元巨人軍の川上哲治《かわかみてつはる》さんが、その全盛期に「ボールが止まって見える」と語ったという有名なエピソードがあります。この話、本当は松竹などで活躍した小鶴誠《こづるまこと》さんがしゃべったことだったにもかかわらず、新聞記者が勝手に川上さんの言葉として紹介してしまったという説もありますが……。

それはさておき、実際にボールが止まって見えるというのは、どういう状況なのでしょうか。これはひと言で言えば、頭が猛スピードで回転しているということ。**脳の回転が速いと、瞬時の出来事に対しても的確に判断でき、その対応策を落ち着いて選択することができます**。

プロのスポーツ選手は、普段から速い球や動きをとらえられるよう意識し、トレーニングしているので、いざ本番となると、鋭く頭が働き、体が反応する余裕が生まれるわけです。

もちろん、150キロを超えるようなスピードボールが止まって見える状態には、並大抵の努力ではなかなか到達できませんし、第一、私たち一般の人にとって、そこまでの〝鋭さ〟は必要ありません。

ですから、項目「3」で紹介した速音読だけでも、頭の回転スピードは十分上がるのですが、それに加えて、さらに頭をフル回転させるためにぜひトライしていただきたいメソッドがあります。それが、**脳の「コマ割り」**です。

皆さん「なんだ、そりゃ？」と、思われたかもしれません。

これは、**1秒という短い時間をさらに細かく割って、何ができるかを確かめる訓練をするということ**。

普通は、「イチ」と数えているあいだに1秒間が過ぎるでしょう。しかし、1秒間はもっとコマ切れにできる、つまり、1秒のあいだに実はもっとさまざまなことができるのでは、というのが私の発想の原点なのです。

実際、私は、訓練のために電子メトロノームを購入したことがあります。まずは、

1分間に60回音を刻むように設定し、「1秒間」の感覚を頭に叩きこみました。続いて「1分間に120回、音を刻むとどうだろう?」「では、180回では?」と、コマ数を徐々に増やし、音を数えていったのです。

すると、そのうち電子メトロノームがなくても1秒間に2回、つまり0・5秒でカウントできるようになりました。

これは映像でいえば、1秒間のコマ数が増えるほど、スロー再生できるということ。

つまり、**日常生活でもそれだけ頭が高速で回転すると、相手の言っていることや目の前で起きていることはその分スローダウンするので、より即座に物事に対応できる**ようになったのです。

私は、さらに視覚のトレーニングもしました。といっても、元手がかかるわけでもなければ、手間がかかるわけでもありません。

電車に乗っているとき、車窓から見える電柱に目のピントを合わせて、その数を数えていく。ただそれだけです。

電柱が目の前を通り過ぎる瞬間に「1」「2」「3」「4」……と数えていきます。しばらくしてそれをストップし、普通に車窓の風景に目をやると驚くほど動きがゆっくりに見えたのです。

もっともスピード感を上げるにあたって一番簡単な練習素材は、テレビや音楽かもしれません。

私は、**録画した番組のほとんどを倍速で観る**ようにしています。もちろん出演者のおしゃべりはかなりのスピードになりますが、聞き取れないことはありません。むしろ、時間は節約できるうえ、動きや言葉をしっかり追いかけるので、**集中力や頭の回転スピードアップの訓練になる**わけです。

音楽でも同じような感覚を味わうことがありました。米津玄師《よねづけんし》さんの曲です。2019年12月31日、令和最初となる第70回NHK紅白歌合戦のオープニングソングとなったヒット曲「パプリカ」をご存じの方も多いかもしれません。

2018年最大のヒット曲も、米津さんの「Lemon」（レモン）でした。こちらも、ドラマの主題歌でもあり、よく知られた歌ですが、私がオススメしたいのは2016年にリリースされた「LOSER」（ルーザー）です。

なぜ、この曲を推すのか。それは、「Lemon」とは違って非常にスピーディーだからです。歌詞も韻《いん》を踏んでいるので、聴いているとまるで超高速でジグソーパズルのピースがはまっていくような感覚を味わえます。

年を取ると、どうしてもゆっくり目の音楽に惹《ひ》かれがちです。私自身、往年の藤圭子《ふじけいこ》さんの演歌＝怨歌なども大好きなのですが、そればっかりでは、ちょっと現代的ではありません。

やはり、超アップテンポの曲にも、たまにはトライしてみてはいかがでしょうか。ちなみに私が最近よく聴くのは、Alexandros（アレクサンドロス）というバンドの「EXIST!」（イグジスト！）「ALXD」（エー・エル・エックス・ディー）や、とりわけ速い「Schwarzenegger」（シュワルツェネッガー）といったアルバムです。

こうした曲を聴くと、やはり**スピードに聴覚が追いつこうとするため、脳も活性化する**わけです。

このような訓練を繰り返していくと、この項目の冒頭でも述べたように、自分の**頭のなかは超フル回転なのに、周りを流れる時間が遅く感じるようになり、さまざまなことに落ち着いて対応できるようになります**。反対に脳は使わないとそれに甘え、動く、回転するのを面倒だと思ってしまいます。

ですから訓練が必要なのです。若い人と同じスピードか、それ以上の速さに慣れておけばスピーディーな会話についていけないなどという事態を招くこともありません。周りの人に迷惑をかけることなどまずない、シャープな姿のご自身を想像してみてください。こうしてスピーディーな自分になれば、日常生活で感じるであろうストレスもかなり軽減されること、容易に想像がつくことでしょう。

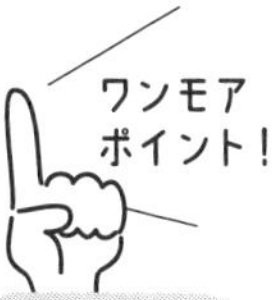

スピードに聴覚が追いつこうとすると、脳が活性化する!

Chapter 2

脳への、「刺激習慣」で体の内側から若返る

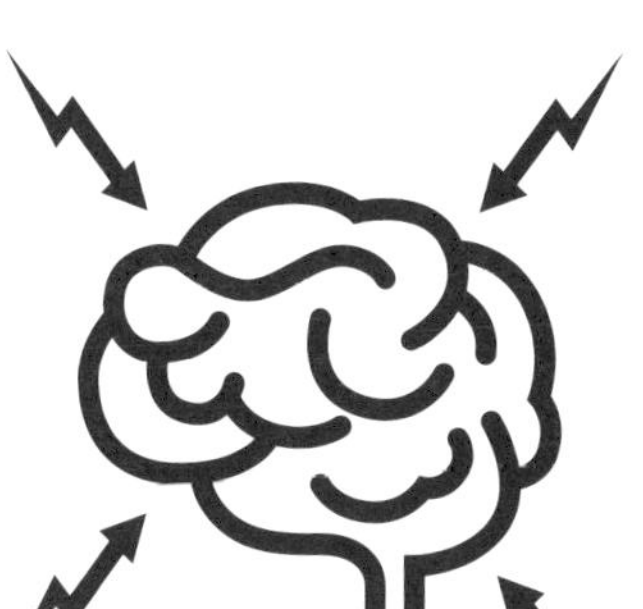

齋藤流 脳活 6

セロトニンの分泌を意識して、メンタル不調を吹き飛ばす

60歳を過ぎると、体やスピードの衰えについては自覚できる方も多い一方で、見過ごされがちなのが、心、精神のバランスの乱れです。

なんとなくうつっぽい。慢性的な疲労がつらい。なかなか夜寝つけない。朝起きてもやる気がわいてこない……。そうした悩みを抱えている人が、ますます多くなっているのが現状です。

最近の脳科学の研究によって、メンタルの不調と関係しているホルモンが判明しています。それが「セロトニン」という脳内物質です。これが不足していると、メンタルによくない影響を及ぼすことが、科学的に明らかになってきました。

この**セロトニンは、気持ちを安定させる効果があるとともに、他の神経伝達物質の暴走を抑えてくれる**こともわかっています。

では、どうすればセロトニンの分泌を促すことができるのでしょうか。実は、誰でもできる一番お手軽な方法があります。それは、**日光浴**です。

よく自己啓発本などに「朝起きたらまず、太陽の光を浴びてから1日のスタートを切る」というようなことが書かれていますが、あながち科学的根拠がない話でもありません。

また私自身、長年研究してきた呼吸法の観点から見れば、深く呼吸をすることによっても、セロトニンが分泌されます。ですから、**太陽の光を浴びながら深呼吸をするという、たったこれだけで気持ちも落ち着く**わけです。

さらに、リズミカルな動きによっても、セロトニンを引き出せることがわかっています。ですから、たとえば毎日、一定のリズムでウォーキングをすると、より高い精神的効果が得られるでしょう。

合わせて呼吸もリズミカルに行えば、脳内もリフレッシュされます。つまり**太陽の下、リズムよくウォーキングをすると、体力も強化できるとともに、精神も安定させられるという一石二鳥の効果がある**というわけです。しかも、「少し疲れたなぁ」と感じる程度に体を動かせば、夜もよく眠れるようになるでしょう。
実際、私は犬の散歩でリズムを整えています。

メンタルが不調のときは、ちょっとしたことで不安な気持ちになりがちです。無論、イヤなことが気になったり、吹っ切ることができないでいると、他のことに対する判断力も低下してしまいます。こうしたことは、うつ病だと診断されていなくとも、容易に起こりうるのです。

ですから、**普段からセロトニンの分泌を意識**して生活をしてみてください。深い呼吸やウォーキング、日光浴などが習慣化されれば、心身ともに軽やかに生活できるでしょう。

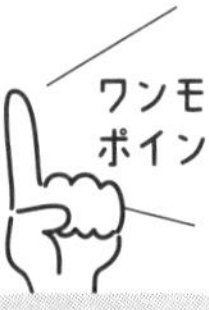

ワンモアポイント！

リズムよくウォーキングすれば心身ともにリフレッシュできる！

齋藤流
脳活

7 攻めの体づくりで、テストステロンを味方につける

メンタルヘルスを維持するためには、当然のことながら体も健康でなければなりません。そのために、これまで忙しくて行けなかった〝ジム通い〟に精を出す方も多いことでしょう。

こうした**体づくりに大きく関係してくるのが「テストステロン」というホルモン**です。とりわけ男性の中高年の体調不良は、このテストステロンの低下が影響しているといわれています。

テストステロンは、若いころは活発に生成されますが、何もしなければ加齢とともに減少していくという特性を持っています。そして、テストステロンが落ちてくると、体の活力も衰えてしまうのです。

最近では広く知られているように、更年期障害はもはや女性だけの悩みではありま

せん。とりわけ**テストステロンが急減することにより、男性も抑うつ感、不安、記憶力・集中力の低下、性機能の減退、ほてり、発汗といった症状が出てきてしまう**のです。しかも、それにストレスが追い打ちをかけます。

　ですから、私たちの世代はこれからテストステロンの分泌にも注意が必要になってくるのです。実際私も、テストステロンを日ごろから意識して生活をしています。毎日、サプリメントを何種類か飲み、肉類やカキ、サバ、大豆など、効果があるといわれている食品は積極的にとっています。このように、いくつも摂取しているので、どれが実際に効いているかはわかりません。

　とりわけサプリなどは人によって効果は千差万別なので、「これを食べたらパワーがわいてきた」というものは続ければいいし、「これはあまり効かないな」と思えたらやめる、くらいのライトな判断基準でいいと思います。それを繰り返していくうちに、自分の食生活、ライフスタイルに合う食品やサプリメントがわかってくることでしょう。

また、冒頭でもジム通いの話をしましたが、一般的にテストステロンを落とさないようにするには、筋トレも効果があります。最近は、筋トレがはやっていますから、インターネットや書籍、テレビなどを通じて、効果的なやり方などの情報は簡単に得ることができるでしょう。

実際、**老化のことも考えると、ある程度筋肉がついていたほうが間違いなくベター**です。項目「1」でも述べたように、筋肉は何歳からでもつけられます。ただし、いまさらムキムキのマッチョを目指す必要はありません。あくまで適度に筋肉に負荷をかけ、筋肉量が落ちないようにするくらいを目標にしましょう。

私も、筋肉の維持には気をつけています。とくに一時期、上半身に筋肉をつけることを意識していた時期がありました。

ところが、トレーニングをやればやるほど肩や背中がこわばり、日常生活を送ることにすら、差し障りが出るような状態になってしまったのです。そこで、体のなかでも筋肉量の多い下半身中心のトレーニングに変更したところ、以来、基礎代謝も増え、体の調子も非常に好調を維持しています。

そもそも日本人の体形は一般的に下半身が強く、上半身はきゃしゃ。私は身体論も研究しており、その一環で昔の日本人の体つきについても調べたことがあります。その際に、幕末時代の日本人は、自分の身長のなんと2倍もの荷物を肩に抱えていたという記録を見ました。

また、残されている当時の日本人の写真をよく見るとやはり、上半身よりも下半身のほうががっしりしています。こうしたことからも、**日本人は体形的に下半身を土台としたトレーニングのほうが合っているといえる**でしょう。

もちろん、個人個人に適したやり方があるので、「下半身を鍛えなきゃダメ」と言うつもりなど、まったくありません。そこは、自分が心地よいと思うトレーニングを続けることが大事だと思います。

毎日、**何がなんでもトレーニングを続けるという〝数〟ではなく、向上している感**

覚をつかむという〝質〟こそが重要なのです。

「昨日よりも重いベンチプレスを上げることができた」

「自己最高記録のタイムを出せた」

こうした目で見える数値の向上が、体だけでなく気持ちも強くします。すると、生きることに対して前向きになり、日々の生活をより楽しめるようになるなどということも、大いにありえるのです。

若々しさを保つにはあらゆることに積極的にかかわる、〝攻めの姿勢〟を忘れないことが大事です。そのためにも気をつけたいのが、テストステロンをしっかりと分泌するということ。ここをきちんと意識すれば、もっともっとポジティブな毎日を送ることができるでしょう。

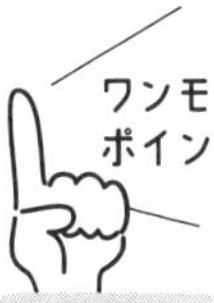

ワンモアポイント！

筋肉は老化を防ぐヨロイとなる！

齋藤流
脳活

8 オキシトシンで〝多幸感〟をアップさせる

犬を飼っている方なら経験したことがあると思いますが、愛犬と目を合わせているときは、不思議と気持ちが落ち着くのではないでしょうか。私自身、「コロン」というウエスト・ハイランド・ホワイト・テリアを飼っているので、愛犬と通じ合うと心も体もラクになる感じは、非常によくわかります。

しかも、これは単なる思い込みではありません。**犬と触れ合うと、飼い主の脳内でオキシトシンというホルモンが分泌される**ことが、さまざまな研究で明らかにされています。しかも飼い主だけでなく、犬の脳からもオキシトシンが分泌されるというのです。

このように、犬はまさに「人間の親友」だということが、科学的にも証明されています。

このオキシトシンは「幸せホルモン」という別名もあるように、人に〝多幸感〟を与えてくれます。さらに、幸せである＝ストレスフリーということですから、**心臓や血圧などにもいい影響を与える**といわれているのです。

また、親が子どもをやさしくなでる、子どもと手をつなぐだけでも、親子ともどもオキシトシンを分泌するとのこと。体と体を触れ合わせる「タッチケア」により、攻撃的な子どもの行動に変化が出たという研究結果もあるそうです。

もっとも、

「アレルギーがあるからペットは飼えないし……」

「子どもと、いまさらスキンシップという歳でもないよ」

という方も多いことでしょう。

そこで、そういった人にオススメなのが**「入浴」**。

もちろん、この場合、シャワーを浴びるだけではなく、きちんと湯舟につかることが重要です。湯舟にゆったりとつかることでお湯が肌に触れると、脳に刺激が伝えられ、オキシトシンが分泌されます。結果、ストレスが緩和され、リラックス効果が得られるわけです。

「気力」や「元気」といったあいまいなものにも、実はきちんとした科学的な裏づけがあります。オキシトシンは、先に挙げたペットとのふれあい以外にも、家族との団らんなど、信頼、安心できる状況で分泌されやすいとされています。

ですから、**自身の生活環境を安心、信頼といった視点から考え直してみるというのも、人生の充実につながっていく**はずです。

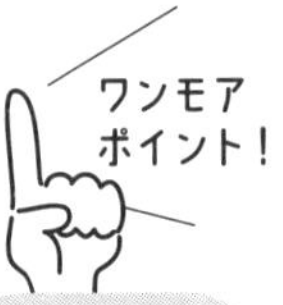

幸福感をベースに生活環境を考え直してみる！

齋藤流
脳活

9 映画、音楽、古典から、ドキドキ感を思い出す

サビない脳を維持させるには、適度な刺激が必要です。ここでいう刺激とは、気持ちがドキドキする状況と言い換えてもいいでしょう。この**ドキドキ感を味わえる最たるものが「恋愛」**です。

いまの日本人の60代は、昔の人たちとは違って異性にも積極的です。いくつになっても、恋愛に情熱を傾けられるのは、むしろ元気な証拠ですし、ある意味うらやましいともいえるでしょう。

ただし、それはあくまで独身であれば、という前提あってのこと。では既婚者は、どうすればいいのでしょうか。私は、次の方法をオススメします。

それは、**恋愛疑似体験**です。

具体的には、映画やドラマ、小説、漫画のなかの主人公になりきり、恋愛モードに

入ってみるということ。

たとえば、比較的最近ヒットした映画では『君の膵臓をたべたい』、『殺さない彼と死なない彼女』、『四月は君の嘘』、『黒崎くんの言いなりになんてならない』などは、それぞれ楽しめました。普段の目線や考え方を、とにかくいったん捨ててから入り込むのがコツです。

いまの高校生たちは、無論、私たちの高校時代とは大きく異なります。しかしながら、どこか必ず普遍的な青春の感情というのは共通しているもの。そのため、観ているうちに、かつての淡い気持ちがよみがえってくることでしょう。

アニメ映画『君の名は。』が大ヒットしたのも、まさに世代を超えた共通の心の奥底に訴えかけるテーマだったからではないでしょうか。

経験値の高い60代が若者の映画を観て刺激になるのか、半信半疑かもしれませんが、まずはトライしてみてください。**未熟でぎこちない主人公とその相手とのやり取りに、きっとずっと忘れていた〝ドキドキ〟を思い出せる**はずです。

さらに、音楽からも同じような刺激を得ることができます。

私の最近のお気に入りは2011年にメジャーデビューした、3人組バンド「back number」（バックナンバー）です。その切ない歌詞が、若い世代から絶大な支持を受けていますが、実際、私から見ても、恋愛中のリアルな心情が見事に歌詞で表現されており、聞いているだけでその世界観に引き込まれます。

とりわけ、失恋ソングが秀逸です。別れてしまった彼女との思い出が多すぎて、いま住んでいる街がずいぶん住みにくい街になってしまった、といった感覚は、私にもよくわかります。男の情けない恋心を歌った曲が多いからかもしれませんが、60代の男性でもすんなり共感できることでしょう。

また、「若い人の曲はちょっと……」と、二の足を踏むようであれば、かつて自分自身が青春時代に聴いていた曲を、この年齢になって改めて聴き直してみるのもいい刺激になります。

たとえば、私は井上陽水さんの大ファンなので、彼のデビュー作から最近の曲までずっと聴き続ける、ということをやるときがあります。こうして**好きな歌手のヒスト**

リーをたどっていくと、自分のこれまでの人生を振り返り、曲とリンクした当時の出来事、そして自分の気持ちも思い出せるので、自然と脳へ刺激を与えることになるわけです。

そして、忘れてはならないのは読書。『万葉集』『源氏物語』など、古来、日本の古典作品のテーマに恋愛は不可欠でした。

もちろん近現代になっても同様です。夏目漱石の『三四郎』、川端康成の『伊豆の踊子』、あるいは伊藤佐千夫の『野菊の墓』など、名だたる文豪が純愛という題材に挑んでいます。

なかでも私のおすすめは、樋口一葉の『たけくらべ』です。遊女を姉に持つ少女、美登利《みどり》と、お寺の息子、信如《しんにょ》のはかない恋物語は、いまも新鮮さをまったく失っていません。読んだことがあるなら読み直しを、そうでなければ、いまからでも遅くないので、ぜひ一読することをオススメします。

過去の自分と向き合あえるのも、恋愛作品を読む醍醐味です。**未熟だったころの自**

分を受け入れ、永遠の思い出として胸にしまっておく。すると、それを引っ張り出すたびに、甘酸っぱい思い出とともに、脳を活性化させることができるのです。

こうして考えてみると、いつの時代も人間には恋愛感情が必要だということがわかります。人が誰かに恋をする気持ちは、永遠なのです。この刺激、ドキドキこそが、人が若さを維持する一番の要因ともいえるでしょう。

60代だからといって、「恋愛モードからはリタイア」などと思わなくていいのです。疑似でも本気でも、どんなときでも、そして何歳からでも〝恋愛スイッチ〟は「オン」にできるのですから。

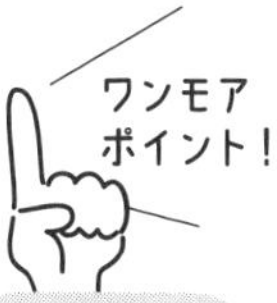

誰でも、何歳からでも、恋愛スイッチは「オン」できる！

齋藤流
脳活

10

「やわらか頭」になれば、発想力もよみがえる

2019年、旭化成名誉フェローで名城大教授の吉野彰《よしのあきら》博士が、ノーベル化学賞を受賞しました。このニュースで、日本中が明るくなったのを覚えている方も多いことでしょう。

スマートフォンや電気自動車などに欠かせない、リチウムイオン電池の開発に貢献したことを評価された吉野博士。会見では次のように述べていました。

「研究者には、成果が出るまであきらめない執着心と、大きな壁にあたったとしても『なんとかなるわ』という、やわらか頭のふたつが必要」

この発言から、地に足をつけてにじり寄るような執着心と、羽ばたく翼のような、やわらかい発想力のふたつをバランスよく保ちながらゴールに向かっていったことが、

非常によくわかるでしょう。

とりわけ、この**「なんとかなるわ」という吉野博士の言葉は、普段の私たちの生活にも必要なこと**です。

人間は年を取ると発想力が低下していきます。若いころは、あんなにもアイデアが生まれ、想像力をふくらませていたのに、**年々イマジネーションの幅は狭まるばかり**ではないでしょうか。


実際、中高年の男性が参加した講座で、私は次のような質問しました。

「カラオケボックスをカラオケ以外の用途ではやらせるには?」

ところが、はじめは誰も何も言いません。「正解はないので、なんでもいいですよ」とつけ加えましたが、積極的にアイデアを出してもらうまでに、少々時間がかかりました。

カラオケといえば、まず連想されるのが「個室」です。さらに、「防音」がしっかりしていること。そして部屋の「電気」を明るくしたり、暗くしたりすることができるというのも特徴です。そこから、楽器の練習や試験勉強、ノマドワークや瞑想などが、ぱっと思い浮かぶかもしれません。

しかし、普段マジメな人ほど「なんでもいいと言われても……」と困惑し、思考が止まりがちです。

「難しく考えすぎて、かえってちょっとしたアイデアが出てこなくて……」

これは、マジメだけど発想力に若干欠ける日本人の典型です。

「頭が固くなったな」と感じたら、脳内を耕す必要があります。まさに、花と土の関係と同じなのです。

放置されて土が固くなっている花壇に、青々とした苗を植えても育つはずがありません。しかし、土をしっかり掘り起こし、肥料とたっぷりの水を与えれば話は別。丁寧に土を耕せば、苗はきれいな花や実をつけるはずです。

人間の頭も使っていないと凝《こ》り固まってしまい、柔軟な発想が浮かびづらくなってしまいます。

ですから、好奇心旺盛だった若いころを思い出し、ひとつの物事をいろいろな角度から考察するクセを取り戻しましょう。一足飛びに吉野博士のような脳にはなれませんが、常に「頭をやわらかくする」ということを意識しつつ、老若男女問わず、これまでなら耳を閉ざし、目をふさいできたような、さまざまな意見を一度、受け入れてみてください。

年を取ってからの思考にとって、一番の大敵は「依怙地《いこじ》」。ですから、既成概念、思い込みを取っ払い、頭のなかがまっさらな状態で物事をとらえ直してみる。

そうすれば、きっと柔軟な発想力がよみがえります。そして、**平凡な日々も実は新たな発見、気づきに満ちていることがわかれば、人生に対するワクワク感もきっと増す**ことでしょう。

ワンモアポイント！

花壇の土と同じように、脳にも常に水と肥料を与える！

Chapter 3

日々の「簡単ルーティン」で、人生の質がぐっと上がる

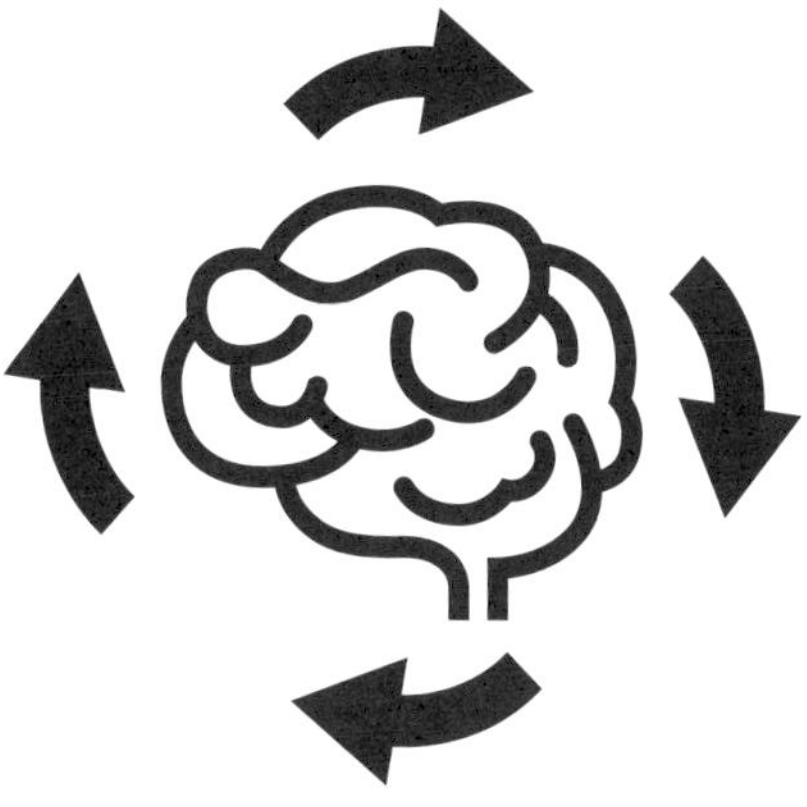

齋藤流
脳活
11

毎日の「活字習慣」で、第二の人生の世界が広がる

２０１９年12月、国立青少年教育振興機構が、全国の20代から60代の男女５０００人を対象に読書習慣に関して調査したところ、**1カ月のあいだに本をまったく読まないとした人の割合はなんと49・8%**に上りました。

２０１３年の調査では28・１%だったので、これと比べると、活字離れがいっそう深刻化していることは一目瞭然といえるでしょう。

一方、こちらはアメリカのデータですが、現地の大手出版社によれば「購入された書籍全体の95%が読了されていない」というデータもあるということです。

皆さんの本棚にも買っただけで満足し、一度も開いていない、いわゆる〝積読《つんどく》〟が何冊もあるのではないでしょうか。あるいは多忙を理由に、途中で放り出してしまった本もあるかもしれません。

よしんば、電車内やカフェで読もうと常に単行本を持ち歩いてはみたものの、結局、

スマートフォンに手が伸びてしまうなんてことも……。

若者の活字離ればかりが取り沙汰されますが、実はこれは若い人に限ったことではありません。先に紹介した読書調査では、**60代における本を1カ月読まない人の割合も44・1%**に上っています。私たちの世代の活字離れ、本離れも着実に進んでいるのです。

私は毎春、新入生には必ず読書習慣をつけることを強く訴えています。**読書は、語彙力や知識の取得に役立つのはもちろん、想像力や感受性をも養えるなど、自己形成に必要な要素がぎっしりと詰まっています**。

しかし、子どものころから携帯電話、スマホがある生活を送っている若者にとっては、本を手にしている時間よりもスマホの画面を見ている時間のほうが圧倒的に長いわけです。

一方、私たちはスマホよりも本に慣れ親しんだ世代。これまで忙しくて読めなかっただけで、時間さえあればすぐに読書習慣を取り戻せるはずです。

活字を読んで理解し、想像することはとても高度なスキル。そうした**文章を読む「読解」という行為自体、脳をサビさせない、いわば「サビ取り機」といっても過言ではありません**。

1990年代に一世を風靡した100歳を超える双子の長寿姉妹、成田きんさんと蟹江《かにえ》ぎんさんを覚えている方も多いかと思います。「きんさん」「ぎんさん」の愛称で親しまれ、いわば国民的アイドルともいえる存在でした。

なかでも、彼女たちが人気を集めたのが、記者やインタビュアーからの質問に対する、ユーモアセンスあふれる当意即妙な返答です。彼女たちは毎朝、新聞を丁寧に読んでいたとのこと。年齢を感じさせないスマートでウイットに富んだ言葉の数々は、新聞を読むことで培われていったのでしょう。

活字を読むのも、ある意味、項目「1」で紹介した「昔取った杵柄」作戦と一緒。時間ができたからといって、いきなり分厚い本や難しい本にチャレンジするのではなく、きんさん、ぎんさんのように毎日、新聞や雑誌の記事を読むことから始めてみたほうが、習慣化できるはずです。

毎日少しずつ「活字習慣」を取り戻すと、気がつけば自分の本棚にある読みかけの本にも手を伸ばしていることでしょう。そうなると、第二の人生における世界観も、おのずと広がっていきます。

活字を読むという行為ができるのは人間だけです。

つまり、活字に親しみ、文章を読み込む、読み解くということは、人間にとってきわめて重要な器官＝脳の活性化に非常に役立ちます。まさに読書は脳の「サビ取り機」ということなのです。

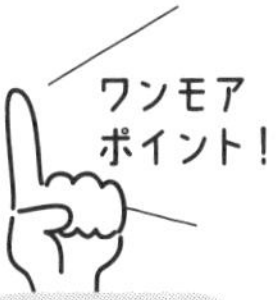

初心に帰って、読書で想像力と感受性をとことん高める！

齋藤流
脳活
12

古典の音読で語彙力を上げ、脳への刺激を楽しむ

もちろん、時間をかけて古典文学や文豪の作品にトライするのは、非常に素晴らしいことです。こうした、**古典や文豪作品に触れて得られるもの、それが私が非常に重要視している「語彙力」**です。

私は「大人にとって、語彙力こそが大切です！」と、事あるごとに述べています。会話はもとより、手紙、メール、ＳＮＳなど言葉を発信する機会は、ますます増えるばかりです。その際に使うフレーズや言い回しにこそ、その人の「品」「教養」が表れます。年齢を重ねて人生経験も豊富なはずなのに、使っている言葉が貧相では、同世代はおろか若い人からも見くびられてしまいかねません。

では、語彙力を高めるには何を読めばいいのでしょうか。

まず気をつけるべきは、いきなりレベルの高いものに挑戦せず、やはり「昔取った

杵柄」作戦で読みやすい作品から手をつけるということ。たしかに名作中の名作である『源氏物語』を読み込めれば、非常に高い語彙力が身につくでしょうが、手はじめとするには、いささかハードル高すぎの感が否めません。

それよりも、話がシンプルなもののほうがいいでしょう。そのうえで「こんな話だったよなぁ」という、うっすらと記憶がある作品であれば、なおよしです。

たとえば、夏目漱石や太宰治。

これら文豪の文章には、誰もが一度は触れたことがあるはずです。なかでも、あまりにも有名な太宰治の『走れメロス』などは、最適だと思います。ためしに、次の冒頭の一節を声に出して読んでみてください。

メロスは激怒した。必ず、かの邪知暴虐《じゃちぼうぎゃく》の王を除かなければならぬと決意した。

いかがでしょうか?

スパッと言い切っている、非常にスッキリとした表現ではないでしょうか。しかも、

「悪事に頭がよく働き、その知恵で人々に理不尽な苦しみを与える」という意味の、知らないとなかなか使いこなせないであろう「邪知暴虐」という語彙も覚えられるわけです。

こうした、歯切れのいい文章を何度も読むと得られるのが、前にも説明したフロー体験です。流れるように日本語が羅列されており、読み終わったあとには得も言われぬ高揚感を味わうことができます。

このように声に出して読んでみると、作品の素晴しさがよりいっそう伝わってくるはずです。

自分の目で読み、口で発し、耳で聞くという作業によって頭がフル回転します。つまり、本を読むことで語彙力がアップするとともに、音読することにより自然と脳も鍛えられていくのです。

もう少しボリュームが多い夏目漱石の『坊っちゃん』の場合、たとえば1章ごとに区切って音読してみるのがいいかもしれません。あるいは、毎日読む時間を決めて音読するのもひとつの手です。1日10～15分くらいでしたら、それほど負担にはならないと思います。こうしたやり方も、1冊をストレスなく読み切る秘けつなのです。

「人間は好き嫌いで働くものだ。論法《ろんぽう》で働くものじゃない」

「篦棒《べらぼう》め、先生だって、出来ないのは当《あた》り前だ。出来ないのを出来ないと云《い》うのに不思議があるもんか」

ご存じの一文かもしれませんが、先ほどの『走れメロス』同様、漱石作品も声に出して気持ちよく、しかも「論法」「篦棒」といったように、豊かな日本語がたくさん散りばめられています。

改めて声に出して読んでみると、作品の解釈も学生のころとはずいぶん違う〝驚き〟を感じることもあるでしょう。こうした**脳に刺激を与える楽しみがあるのも、古典の魅力のひとつ**なのです。

いろいろな語彙のレベルにチャレンジしていくと、いまの自分の「日本語力」がわかってきます。ですから、1作読み終えたら次、そしてまた次と、現役時代よろしくノルマを課すように作品に触れてみてください。そうしていくうちに、かつての読書習慣がよみがえってきます。当然、意識も高まっていきますから、自然と読書のための時間も、うまくつくり出せるようになるでしょう。

最後に大事なことを。

できれば、読み終わるごとにその本の内容を要約し、誰かに伝えてみる。あるいは、**感銘を受けた文章や言葉を使って発信してみる。こうして、脳に蓄積された知識をアウトプットしてこそ、自分の血肉とすることができます。**語彙力は使ってこそ鍛えられるということを、ぜひ忘れないでいてください。

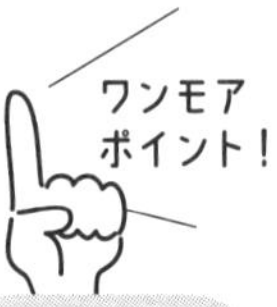

名作の音読によって、知識が増え脳もますます活性化される！

齋藤流 脳活 13

新たな人間関係のカギとなる「雑談力」を磨く

第二の人生では、地域のコミュニティや趣味のサークル、あるいは再雇用先など、新たに出会う人々とイチから人間関係を築く必要性が生じてくるでしょう。

これまでは、同僚、上司、部下など、会社という同じ枠組みにいる人たちに囲まれていたわけですから、日常的なコミュニケーションをとるのはラクだったのではないでしょうか。とりわけ、大半の人にとって会社員人生の後半は何らかの役職に就いている「上司」だったわけですから、部下は気をつかって会話の相手をしてくれていた可能性大です。

しかし、これからは違います。こちらから積極的にコミュニケーションをとらないと、いい人間関係もなかなか築けません。そうした際の最初の一歩として不可欠なものこそ「**雑談力**」です。

私が語彙力と並び常々、その重要性を訴えている雑談力とはなんなのか。

それは、**どんな人とでも30秒で打ちとけた雰囲気になれるテクニック**のこと。

現役時代、社内や取引先などとコミュニケーションを取ってきたわけですから、皆さん最低限の雑談力はあるかと思います。

ただ、冒頭でも述べたように、ご近所付き合いひとつとっても、お隣さん、町内会、あるいは喫茶店やスーパーの店員さん、サークルの仲間などなど、これまでとは違い多種多様なバックボーンを持った人たちと話さなければならないわけです。


では、そうしたこれまで経験したことのない近所付き合いをするうえで、雑談力をどう発揮すればいいのでしょうか。私は、そうした質問をされると唐突に聞こえるかもしれませんが、**「犬を飼ってみてください」**と答えています。

その理由は、犬を飼えば必ず散歩に行かなければならないから。

私もそうですが、天気がよくなかろうが、自分の体調が少々悪かろうが、毎日、家族の誰かが近所を連れて回らなければなりません。

だいたい犬を散歩に連れていく時間は決まっていますから、そうして散歩を繰り返しているうちに、近所の犬の飼い主とも出会うようになります。

おそらく、最初は会釈をするだけの関係です。

しかし、二度、三度とすれ違ううちに犬同士が近寄っていきます。そうなると、飼い主は「犬の種類は何ですか？」「おいくつ？」「お名前は？」と聞き合うことになるわけです。

そして、その次からは「コロンちゃん、今日も元気ですね」から始まり、お互いについての会話も弾んでいくでしょう。


あるいは、見ず知らずの人がついつい犬に引き寄せられ、そこから会話が始まるようなシチュエーションを、誰でも見たり、あるいは実際に経験したりした人も多いのではないでしょうか。

こうして、飼い主だけでなく犬を通じて知り合った仲間もできます。**これまで会うことなどなかった人たちとおしゃべりをすることにより、脳に刺激を受けますし、そ**

の結果、雑談力も磨かれていくはずです。

そもそも言葉を話せないペットと暮らすこと自体、頭を使うので、脳の活性化につながります。そのうえ、毎日、散歩のために外に出て太陽や風にあたりますから健康向上にもつながるという、まさに一石二鳥の効果があるわけです。

もちろん、住まいの関係などの理由で、ペットを飼えない人も当然いることでしょう。その場合は、項目「1」でもちょっと触れた**市民農園を借りるというのがオススメ**です。

市民農園で野菜、果物などの栽培をすると、種を植えたり、雑草を刈ったり、収穫したりといった時間は、たいていどこの畑も一緒。そうなると、隣の畑の人と自然と顔を合わせるようになります。

すると、やはりほどなく、

「野菜の出来はどうですか?」

「今年は冬が暖かったから、収穫が異様に早いですね」

「最近、雨が多くて困りますね」
「そうなんですよ。雨が多いから土がぬかるんで、種を植えづらくて……」
といった感じで、会話も広がっていくでしょう。おまけに、毎日、畑まで歩いていき、そこで農作業をするわけですから、犬の散歩同様、体も心もますます健康になるわけです。

事実、私のおば夫婦も、借りた農園で農作業をするうちに人間関係も豊かになったと言っていたのが、非常に印象的でした。

「主婦の井戸端会議」という言葉はもはや死語ですが、女性は社会性が高いため、自然とコミュニケーションの輪を広げるのが得意です。

一方男性は逆。

現役生活が終わると、人との付き合いの場も必然的に減っていきます。もちろん、家族との会話はあったとしても、脳への刺激という点からいうと、正直、物足りなさは否めません。

人とおしゃべりをしなくなると、だんだん会話のテンポがわからなくなっていきます。脳がついていけなくなるのです。これこそ問題だと思いませんか。

雑談のコツは、相手の興味・関心に合わせて短めに話すことです。私の近所に住む男性は阪神タイガースのファンなので、あいさつがてら「今年のタイガースはどうですか？」と聞くことにしています。すると、タイガース情報を手がかりに、雰囲気のいい〝雑談空間〟ができていくわけです。

誰かと当たり障りのない雑談をすることは、脳への刺激のみならず、健全な心理状態を保つことにもつながります。どうか自分を外の世界に引っ張り出し、人と話をするきっかけを積極的に探してみてください。

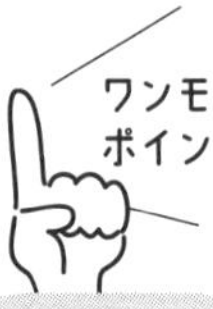

ワンモアポイント！

頭をサビつかせない「基本運動」は、30秒の雑談力！

齋藤流
脳活

14 思考を片っ端から記録する「メモ力」を身につける

私は、気がついたことがあればすぐにメモを取るようにしています。

買い物リストのような、生活をするうえで必要なメモだけではありません。**自分の頭のなかでふっとわいたアイデアであったり、人との会話で耳にした気になる言葉などは、すぐにメモを取ります**。

「どうせ、あとで思い出すから……」

そんなふうに自分を過信し、メモを取らなかったところ、そういうときに限ってまったく思い出せないという苦い経験が何度もあったからです。どんな状況でもメモを取ることを習慣化するのが大事だと思います。

最近では、スマホにもメモ機能があるので、紙とペンを持ち歩く必要はないと思っている人も多いかもしれません。ですが、それはちょっと危険。**大事なことは、自分**

でメモを書いて残すのが記憶への定着という点からも重要なのです。

広告の裏でも裏紙でもいいので、使えそうな紙を束ねておき、そこへ思いついたことをメモしていくので十分。もちろん愛用しているノートがあるのであれば、そこに書き込むのがベストだと思います。

さらに、できれば3色ボールペンを使い、赤（最重要）、青（重要）、緑（面白い）といったように色分けをしながら、自分の頭のなかへ留め置きましょう。手書きのメリットは、さっと色分けができたり、丸で囲うなどして強調すべき点がすぐにわかること。**色分けをされたメモを見れば、記憶もすんなりよみがえる**ことでしょう。

このように、手書きメモには単なる備忘録以上のパワーがあります。記憶と思考の経路がビジュアル化されているので、書き込んだ事象の問題点や実態も、ロジカルに考えられるようなるわけです。

紙の上に一度、**自分の思考を書き起こす習慣がつけば、物事の本質を見抜く力もつく**といっても過言ではないでしょう。

メモを取ることが習慣化されれば、当然うっかりミスも防ぐことができます。少し大げさかもしれませんが、**メモを取るだけで生きやすくなる**ともいえるでしょう。

なぜなら、メモをベースにすれば、考えもスッキリとまとまるからです。普段の生活でイライラすることも減るでしょうから、穏やかな気持ちで暮らせるようにもなるでしょう。

発明家のエジソンや天才画家レオナルド・ダ・ヴィンチもメモ魔でした。現代においても、亡くなった名プロ野球選手にして名監督の野村克也さんをはじめ、各界の成功者にはメモ魔が多いのも納得がいきます。

まずは紙とペンを用意してください。今日から、いや、いまからメモ習慣を実行し、人生の質＝ＱＯＬをどんどん上げていきましょう。

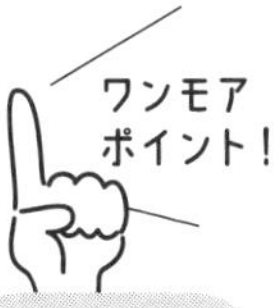

手書きメモ＋3色ボールペンで記憶もすんなりよみがえる！

齋藤流
脳活

15 手帳を今日1日の予習・復習に活用する

メモ習慣とともに、大いに活用したいのが手帳です。

会社勤めをしていたときは利用していたけれど、退職をしてからはつける機会が減った、もしくはもはや持っていない、という方もいるかもしれません。

しかし、退職してからも手帳習慣を続けたほうが、間違いなくいいと思います。

これまでは、手帳を予定を管理するために使っていたことでしょう。しかしこれからは、むしろ自分の心情や行動記録を書き留める日記代わりとして、活用してみてはいかがでしょうか。

「井上陽水のコンサートに行った。最高だった」
「久々に新宿でS君と終電まで飲んだ」
「近所においしいパン屋さんができた」

まずは、こんな感じでかまいません。

ほんの数文字でいいので、その日に起きたことを、1日のまとめとして書いてみましょう。**書くのがおっくうなのであれば、ニコニコマークやハナマルをつけておくだけでもかまいません**。

とにかく、**手帳を使って1日を振り返るというアクションが大事。今日1日何をしたかを整理することは、脳への刺激にもなる**のです。

もちろん、何もない日もあるでしょう。そんな日は、あえて自分の好物を食べたり、あるいは、かつての同僚にメールを送ったりしてみる。このように、手帳に書き込むことを前提に行動すれば、日がな1日、ボーッと暮らすような状態を回避することにもつながるはずです。

一方で現役時代さながら、毎日忙しいので予定管理のために手帳を使っているという方にも、オススメの活用術があります。

それは、**手帳に書き込んだ予定を口に出してみる**ということ。

「今日は10時から打ち合わせをしたらすぐに取引先へと向かい、そのあとは地下鉄に乗って顧客の家にお邪魔し、本を取り置きしていた書店に寄ったら、夜は友人のM君と会食をして……」

こんな感じで、1日の流れをざっと頭のなかで映像化しながら、口に出して確認してみるのです。

以前、私はこのシュミレーションを怠ったため、わざわざ大学に来ていた迎えの車のことをすっかり忘れ、電車に乗ってしまったことがありました。

ですから、予定が詰まっている日があれば、まずは手帳にスケジュールを書き込む。そして、頭のなかで映像化しながら口に出して読む。

こうした行動をルーティン化できれば、「しまった、会食の予定をダブルブッキングしてしまった！」「あれ、今日の集合場所はこの駅じゃなかった！」といった〝しくじり〟もなくなるでしょう。

手帳で予習・復習をするクセがつけば、頭のなかがスッキリした状態で1日をスタート、あるいは終えることができます。

最近では、医学博士やベストセラー作家、脳科学の研究者など、さまざまな分野の第一人者がプロデュースした手帳も販売されています。また、歴史年表や外国の地下鉄路線図などといった付録も、バラエティに富んでいます。それらを見ているだけでも飽きません。

書店や文具店で実際、中身をチェックし、自分が使いやすいと思う手帳を探して、ぜひ使ってみてください。きっと、**現役時代とは一味違う手帳の持ち味、使い道がわかる**ことでしょう。

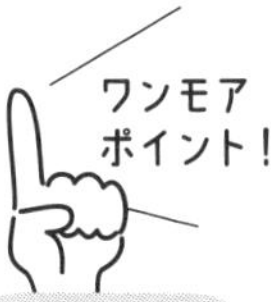

現役生活が終わってからも、手帳を肌身離さず持ち歩く！

齋藤流
脳活
16

話すときこそ「タイム・イズ・マネー」を意識する

私もそうですが、60歳前後ともなると、人前で話すことがますます多くなるのではないでしょうか。

晴れの席で乾杯前に「ひと言お願いします」と「ひと言」だと言われたにもかかわらず、乾杯の音頭役の人がいつまでもダラダラと話したせいで、ビールの泡がすっかり消えてしまったなどという経験をした人も少なからずいることでしょう。

しかも、そうした「ダラダラスピーチ」をする人は、だいたい〝オジサン〟であることが多い気がします。

年齢を重ねたら気をつけなければいけないのが、こうした話の長さです。何も考えずくどくどと同じようなことばかり話してしまった結果、周りから冷たい視線を浴びたことがある人もいるかもしれません。とにかく、**「話す」という行為において重要**

なことは〝切りどころ〟なのです。

冒頭で紹介したように、「ひと言お願いします」と言われたら、本当に「ひと言」で終わりにしなければいけません。時間でいえば、だいたい15秒から長くても30秒くらいです。

よくあるのが、自慢話や武勇伝をこれ見よがしに語る光景。ところが、そのようなエピソードは誰も求めていません。なぜなら、**すべてが自分目線の話に、人はこれっぽっちも共感できない**からです。

ただ、他人の気持ちを推し量るためには、脳をフル回転させ想像力を働かせないといけないので、〝オジサン脳〟の人には、なかなか難しいかもしれません。そこで、そういう方に考えてほしいのが、**自分の話によって他人の時間を奪ってしまうかもしれない**ということ。

乾杯の音頭が長ければ長くなるほど、「おいしいうちにビールを飲みたい」と思っている人の時間を奪っていることになります。自分の時間を奪われて、うれしい人はいません。逆に、そういう思慮に欠けることをしてしまっているならば、それは脳がサビつき始めたサインともいえます。

アメリカ合衆国建国の父で、100ドル札紙幣にも描かれているベンジャミン・フランクリン。彼は1748年に書いた"Advice to a Young Tradesman"（若き商人への手紙）で、「Remember that time is money」というフレーズを使っています。もちろん、これはかの有名な「タイム・イズ・マネー＝時は金なり」です。

人の時間を使うということは、そのあいだに生み出せる利益を相手からもらうということ。だから、どんな時間もけっしてムダにしてはならず、有意義に使うべきだという意味です。

こうした、**日本人が時間をムダに使っている最たる例は会議**だと私は思います。日本人は、遅刻にはうるさいですが、なぜか終わりの時間にはこだわりません。開始時間に5分遅れただけでも白い目で見られますが、終わりの時間はあってないようなもの。誰か（たいていの場合、その場のトップ）がきっちり終わりを告げない限り、いつまでたってもダラダラと続ける傾向があります。

お金であれば取られてしまった分を取り返すこともできますが、時間というものはどうやっても取り返すことはできません。

時間のほうが有限性は、はっきりしています。だからこそ、相手の時間をきっちり考えなければならないのです。

相手の時間をできるだけ奪わないよう習慣づけするには、まず会話の際に配慮するところから始めてはいかがでしょうか。そして、テンポよくトントンと話し、「それでは」とさっと別れる。こうしたスマートな対応を心がければ、相手、周囲との関係もよりよいものとなるはずです。

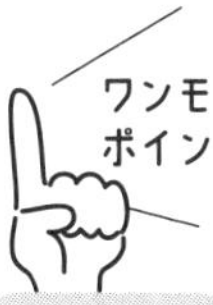

ワンモアポイント！

スピーチも会議も「ダラダラ」は百害あって一利なし！

齋藤流 脳活

17 記憶の衰えは会話のマナーでカバーする

うれしい話、面白い話を誰かに伝えたくなるのは、人間にとって自然な感情です。ところが、面白さを伝えたいという思いが勝ち、誰にその話をしたかを忘れ、ついつい同じ人に同じ話をしてしまうことなど、誰でも一度や二度はあるでしょう。

私たち人間は、残念ながら加齢とともに記憶力が低下していきます。そのためやはり、この「同じ話を何度もしてしまう病」は、年配の方により多く見られます。

一方、若いころの私たちは、その都度うんざりしていたわけです。

「その話、前にも聞いたことがあるんだけどなぁ……」と。

「あなたが小さいころはね……」と何度も昔話をする母親に対しては、露骨に「もう聞き飽きたよ」とツッコミを入れることもできます（私自身についていえば、何度でも母の同じ話を聞きました）。

ところが、相手が目上であればそんなことなどできません。オチまで知りつつも、最後まで聞くしかないのです。

そしていまや、自分も同じ立場になりつつあります。いや、すでになっているかもしれません。では、家族や周りの人たちにうんざりされないためにも、どんなことに気をつければいいのでしょうか。

もちろん、本書でここまでいろいろと説明してきたように、普段から脳を鍛えることが大事です。しかし、実はちょっとした会話の工夫で相手に「この人、サビていないな」「しっかりしているな」と思わせる方法があります。

それは、**さりげなく事前に確認をする**こと。

これから自分が話そうとする内容を軽くしゃべり、「この話、たしか前もしましたよね?」と、相手に聞いてみるのです。

聞いたことがあるとすれば相手は当然、「ええ。以前、聞きましたよ」と言うでしょう。すると、こちらも「そうでしたよね」と受けて、その話題に触れなければいいだけの話です。

私も大学でいくつもの授業を担当しているので、どこの授業でどんなことをしゃべったのか、わからなくなってしまうことがあります。そんなときは一番前にいる学生に、さりげなく確認をします。

「このエピソード、たぶんこのクラスで話したよね？」

すると学生は「ええ、話しました」「いや、聞いてませんよ」と答えてくれるので、私も学生もムダな時間を使うことなく、スムーズに授業を進められるわけです。

ただし、ひとつだけ注意すべき点が。

ちょっとした違いですが**「この話、前もしましたか？」というストレートな聞き方はしないほうがいいでしょう。これだと相手にすべての責任を押しつけてしまう形になってしまうから**です。

相手はこちらを気づかって、聞いたことがあるのに「いや、聞いていませんよ」と答えてしまう可能性があります。そしてその結果、同じ相手に同じ話をすることになってしまうわけです。

これでは、聞いている側はすでに知っている話を聞かされて苦痛、他方、話している側はすでに伝えた話を再度繰り返すという時間のムダとなり、誰ひとりハッピーにはなれません。

古典落語のように、何度聞いても風情《ふぜい》がある話もあります。あるいは、テッパンの「すべらない話」を持っているのであれば、同じ話で何度も人を楽しませることができるでしょう。しかし、よほどの〝破壊力〟でもない限り、同じ話は何度も通用するものではありません。

かつては部下が忖度《そんたく》してくれたかもしれませんが、そういう時代は終わりました。親しい人との会話にも、一定のマナーがあるということを、けっして忘れてはならないこと、肝に銘じておいてください。

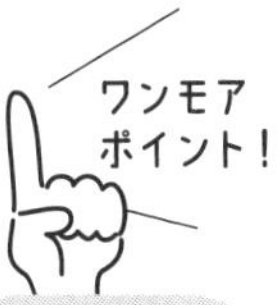

同じ話かどうか不安に思ったら、まずはさりげなく相手に確認をすること!

齋藤流
脳活
18

あえてラジオから、ハイセンスな言葉の洗礼を受ける

仕事の最前線から退くと、当然、ひとりの時間が増えるはずです。妻や夫、家族と四六時中一緒という人は、ほとんどいないでしょう。

では、そんなひとりだけの長い時間をいったいどのように過ごせば、有効活用できるのでしょうか。

私が**中高年の方々にぜひオススメしたいのがラジオ**です。

多くのラジオ番組では、最新ニュースや旬の情報、はやっている曲や天気予報などをリアルタイムで流しています。ラジオをかけているだけで、それらの情報が自然と耳に入ってくるので、世の中の動きを手軽に知るのに非常に適しています。

また、ラジオ番組の司会者、パーソナリティーは、静かにしっとりと話す人もいれば、面白トークができる人、マシンガントークでしゃべりまくる人など、さまざまな

タイプがいます。

しかし、**いずれのタイプにも共通しているのは、言葉だけで勝負しなければならないということ**。

当たり前の話ですが映像がないので、現場のレポートやスポーツの実況、映画や絵画の解説などなど、すべてリスナーがわかるような表現で、どのパーソナリティーも勝負しています。そして、その勝負に勝ち残った人しか、ラジオの世界では生きていけません。

そうした人たちの言葉を聞いていると、聞いているほうの言語センスも研ぎ澄まされてくる気がします。

多少大げさにいえば、ラジオを聞くということは、ハイセンスな言葉の洗礼を受けるということ。ですから、聞き続ければ自然と実践的な日本語力、語彙力が高まってくるというわけです。

さらに、この日本語力をすぐに高められるのも、ラジオの持つアドバンテージのひとつでしょう。

かつて、「ハガキ職人」という言葉がありました。これは、番組から出されるお題やテーマに合わせて、せっせと局宛てにハガキを送るヘビーリスナーのこと。これにならって、番組宛てに投稿してみるのです。

いまはメールでの受付が主流なので気軽に投稿できます。すぐに「ラジオネーム○○さんからのメールです」というように採用されるかどうかはわかりませんが、その**番組のノリに合わせて、採用されるような文章を考えるのも、日本語力、語彙力、そして脳のトレーニングになります**。もちろん採用されたら、さらにモチベーションが高まること間違いありません。

このようにラジオ番組には、誰かとのつながりを感じられるという、他のメディアにはない特徴があります。

しかも、SNSなどの発達により、つながりの同時性は高まる一方です。実際、私が武内陶子アナウンサーがパーソナリティを務めるNHKのラジオ番組「ごごラジ！」

に出演したときのこと。

私がほんの数分前に発言した言葉に対し、「いま、齋藤先生がお話した○○についてですが……」と、公式ツイッターアカウントを通じて瞬時にリスナーから反応がありました。このとき私は、リスナーの方とまるでリアルに会話をしているような錯覚に陥ったのを強烈に覚えています。

もちろん最近では、テレビの世界もツイッターなどとの連動により、同時性、双方向性が高まってきました。

ですが、やはりラジオには、ハガキの時代からリスナーとのコミュニケーションを大事にしてきたという「一日《いちじつ》の長《ちょう》」があります。

何十年もラジオを愛好している私ですが、やはりラジオはひとりの時間を退屈にさせない、そして頭のなかを澱《よど》ませない、素晴らしい〝アイテム〟だとますます確信しています。

しかも、**ラジオはテレビやインターネットとは違い、聴覚からの情報しかないため、**

それを補うために脳全体が活発に働き、想像力も鍛えてくれます。さらに、地震や台風など災害発生時に、非常に頼りになるのはご存じのとおりです。

ともすると、オールドメディア中のオールドメディアと思われがちですが、実はいまこそラジオ、といってもいいぐらい、きわめて実用的なメディアなのです。ぜひ、昼間ゴロンと横になりながら、あるいはひとりで過ごす静かな夜長、ラジオのスイッチをオンしてみてください。

きっと、テレビやインターネットでは味わえない、「温かいつながり」を実感できるはずです。

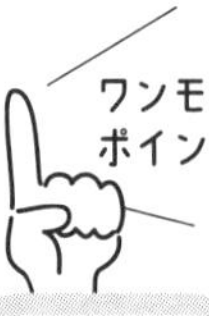

「ハガキ職人」を目指せば語彙力もアップする！

齋藤流 脳活 19

「ながら」作業で脳と体を同時に刺激する

私の実家のリビングにはテレビが2台ありました。

それぞれ違う番組が流れており、家族はふたつの番組を見ながらおしゃべりもしつつ、ご飯を食べるのが当たり前。よく、「食事中はテレビを見るな」とか「勉強中はラジオを消しなさい」などと言われますが、我が家では「ながら文化」が徹底されていました。

そんな環境で育ったので、私はいまでも休日は、ラジオを聞きながらエアロバイクを漕《こ》ぎつつ、本を読むという時間を楽しんでいます。

このように、**ふたつ以上の課題を同時にこなすことを「デュアルタスク（二重課題）」といいます**。

一見、ルーズに思われるかもしれませんが、私は実家での「デュアルタスク教育」

のおかげで、同時にいくつもの作業をこなすことができるようになりました。

たとえば講演会で話をするとき。

あらかじめ話す内容は考えていきますが、いざ登壇したら、スピーチをしながら目ではお客さんの反応を見ています。思ったよりもお客さんの反応が「おやっ?」という感じであれば、頭のなかでは違う話題を探します。そして、お客さんの反応がよい話題が見つかれば、そちらに話を方向転換するわけです。

このように**デュアルタスクを日ごろからやっていると、臨機応変に対応できる**ようになります。車を運転する際も、音楽を聞きながらきちんと歩行者、対向車などを確認し、さらにカーナビをチェックしつつ渋滞を回避し、目的地へスムーズに着くことができるわけです。


加齢とともに、同時にふたつ以上のことを行うことは難しくなっていきます。まさに、ここで例に挙げた車の運転がらみで高齢者のトラブルが多発しているのも、そうしたところに要因のひとつがあるかもしれません。

げんに高齢者施設によっては、運動能力の低下を防止するために、デュアルタスクトレーニングを取り入れているところもあるほどです。

足踏みをしながら声を出して計算問題を解いたり、体を動かしながらしりとりをしたり……。こうしたちょっとした訓練で、体と脳の機能バランスがよくなります。

ひとつのことに集中することも、もちろんいいこと。その一方で、脳に多くの課題を課すと、活性化するのもまた事実です。

ですから、「ながら」を全面的に悪いものとしてとらえるのではなく、脳の訓練のひとつと考え、デュアルタスクを生活のなかに意図的に取り入れてみることを強くオススメします。

ワンモアポイント！

デュアルタスクで、臨機応変に対応できる能力がつく！

齋藤流
脳活

20 「区切り」を意識することで、〝時間密度〟を高める

項目「16」でも少しふれたように、時間というものには有限性があります。人生の残り時間はまだまだ長い反面、老化が進み自分の思いどおりに体や頭が働かなくなるときがいつくるのか、誰にもわかりません。

だからこそ、**時間を有効に使うか、ムダに浪費してしまうかは、「時間の有限性」をきちんと意識できるか否かにかかっている**といえるでしょう。

では、時間の有限性を意識するために、何が必要なのでしょうか。私がオススメするのは**ストップウォッチやキッチンタイマーの活用**です。

ストップウォッチは、時間の区切りを意識するのに、最も適したツールだと思います。これまで30年以上使い続けてきた私が言うのですから、間違いありません。

たとえば趣味の読書。

私の場合、カフェで本を読む前に時間を決めてストップウォッチをセットします。

すると、**時間が限られていることを意識しますから、読書に没頭できる＝濃密な読書タイムを過ごすことができる**のです。

これは、仕事をするときも一緒。パソコンで作業を行うと、ネットニュースやSNSのチェックなどといった〝脱線〟を起こしがちな方も多いと思います。しかしながら、時間が限られていれば、突如、気の緩みを突いて脳内で聞こえてくる、脇道へといざなう〝悪魔のささやき〟も、冷静に無視することができるでしょう。

ではなぜ、私がこのようにストップウォッチを活用するようになったのか。実はそれは、私の生まれ育った土地の風土と関係しています。

私は、静岡県の出身なので、どちらかというと「のんびり」「おおらか」なタイプの人間です。しかし、大学進学のため上京した際、この性格のままだと、せっかく東京に来たのに都会のスピードについていけないまま、志半ばで学生生活が終わってしまうと感じ、時間の感覚を考え直すことにしました。

そこで、普通の人よりも2倍、3倍、5倍……と〝時間密度〟を濃くするためには、ストップウォッチを活用するのがいいのではないかと思いついたのです。こうして、なにごとも時間を測りながら生活をするようになりました。するとプライベートではのんびり、仕事ではテキパキと、ギアチェンジができるようになったのです。**ストップウォッチを使ったトレーニングによって、「オン」「オフ」の切り替えがうまくできるようになると、仕事、作業の生産性も自然と上がっていきました。**

何度も言いますが、時間は無限にはありません。だからこそ、このようにストップウォッチを使って時間を区切るクセをつけてみてください。**限られた時間をいかに濃密に過ごすかで、自分自身の人生の豊かさは変わってくる**のです。

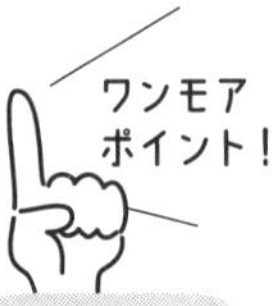

ストップウォッチを使うだけで、生産性も自然と上がる！

齋藤流
脳活
21

これからは「学歴」ではなく「信用歴」を重視する

会社員時代にもいたかもしれませんが、「彼は〇〇大学出だからできる」「あいつは××大学出身だからダメだ」といったように、いつまでたっても「学歴」にこだわる人が少なからずいます。とりわけ、妙に学歴を気にするのが中高年以上のオジサンではないでしょうか。

厳しい言い方をすれば、**学歴にこだわるというのは、偏差値が高いといわれる大学を出れば、それなりの会社に就職でき、年功序列で順繰りに出世し定年を迎えるという〝古きよき〟時代の価値観から抜け出せていない証拠**だといえるでしょう。

しかしながら、**はっきりいって60歳を超えたら学歴など必要ありません。それよりも大切なのは「信用歴」**なのです。

ではいったい、信用歴とは何なのか。

それは、**地域や仲間内で自分自身がいかに信用されてきたか、信頼を重ねてきたか**

という〝成績証明書〟のようなものといえるでしょう。

これまで、仕事帰りに毎日のように立ち寄った居酒屋も、たとえどんなに居心地がよかろうと、退社を機に自然と足は遠のくものです。

そうなると、近所のお店に向かうことになるわけですが、これまで家と会社の往復だけだった人にしてみれば、地元のお店の情報など、なかなかわからない場合も多いのではないでしょうか。

実際、私も長らくスルーしているお店が近所にありました。何度も述べてきたように、私は大の音楽好きであるにもかかわらず、自宅近くにライブハウスがあることに気づかず、何十年も目の前を通り過ぎていたのです。「どうして、いままで気づかなかったんだろうか」と自分でも驚いたほどでした。

ただ、そのワケは、近所にライブハウスなどないという思い込みがあったとともに、そもそも地元で楽しそうなお店を探そうという気持ちが、それほどなかったからだと思います。

もちろん、気軽に立ち寄れるお店が自宅の近くにあったら何かと便利です。そのためにも、〝未開の地〟であった地元を改めて意識的に見直してみる。すると、私のようにこれまでにない発見があるかもしれません。

よくよく考えれば、大した情報がなくとも「いいお店」というのは外からでもわかるもの。店の前がきちんと掃除してあったり、店主が隣近所と和気あいあいと話していたり……。私も、近所のライブハウスの存在を知ってからは、時間があれば音楽を聴きにその店に通っています。その理由は最初の印象がよく、しかもそれが変わらぬままだからです。

このように、近所になじみの店ができたら、まずはそこに「交ぜてもらう」という感覚で通うのがいいでしょう。**店主や常連客と雑談をしたり、あるいはひとりでゆっくりお酒を飲んだりといった感じで、リラックスして過ごせる「フィーリングが合う」お店の存在は、脳をリフレッシュするという観点からも重要**です。

さらに、自分も常連客の仲間入りをしたあかつきには、適度に店内を盛り立てつつ、なおかつこれまでの店の雰囲気を守るというマナーも必要です。無論、常連ぶって新規のお客さんが入りづらいような空気にするなどもってのほか。

お客もお店といいバランスを保つ、言い換えるならお客もお店も互いに信用し合ってなければなりません。この積み重ねの歴史こそ「信用歴」なのです。

信用歴＝credit historyという言葉は本来、クレジットカードの審査などの際に使われる金融寄りの用語。ここで紹介したような使い方は私流ですが、冒頭にも述べたように、「学歴」より「信用歴」のほうが、これからの人生、ますます重要になっていきます。ぜひ信用歴が増すよう心がけて、ご近所付き合いをしてみてください。

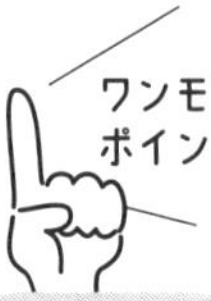

ワンモアポイント！

地元になじみの店ができれば、脳も簡単にリフレッシュできる！

齋藤流
脳活
22

「選択と集中＋気づき」で、趣味の世界にどっぷりハマる

会社員時代は、やはり会社と自宅の往復ばかりで、なかなか趣味に向き合う時間が持てなかった方も多いと思います。ですから、これからの人生は、自分の好きなことに、とことん時間をつぎ込むというのも、ひとつの生き方ではないでしょうか。

つまり、**60歳からの生活のテーマのひとつが、「趣味との付き合い方」ということになる**のです。

もともと多趣味な方は、これを機に趣味を整理してみてはどうでしょうか。自分のなかで「続ける」「続けない」を決定し、残ったものをさらに深掘りするわけです。いわば、**趣味の「選択と集中」**といえるかもしれません。

映画が趣味なのであれば1日に何本も鑑賞したうえで、メイキングの情報を集めたり、撮影現場にも実際に足を運んだりしてみる。さらに、その様子や映画の感想をブ

ログにまとめる。こうすることで、ひとつの趣味が深化しながら枝分かれし、新たな映画の見方の発見や、ブロガー仲間などこれまでにない人とのつながりを呼び寄せるかもしれません。

では、どうやって深掘りすべき趣味を見つければいいのでしょうか。**必要なのは自分の「棚卸し」**です。

まず、1枚の紙を用意します。そして、そこに趣味としてやってきたことや、無意識のうちに趣味化したものを、マップのようにどんどん書き込んでいきます。

たとえば、「旅行」「釣り」「アガサ・クリスティー」「食べ歩き」「模型づくり」のように、自分の「好き」を羅列してみてください。それを見れば、残すべき「好き」がぼんやり見えてきます。

さらに、日本発の世界的ベストセラーのタイトルではありませんが、〝片づけ〟のように「ときめくもの」をチョイスしてみてください。それこそが、残すべき趣味なのではないでしょうか。

その一方で、**何かしらの〝気づき〟が、趣味に発展する**こともあります。
たとえば、私にとってのコーヒーが、それです。

実は私は、もともとコーヒーを積極的に飲むほうではありませんでした。しかし、**頭がスッキリするだけではなく、老化の原因となる活性酸素を抑制する働きやリラックス効果もある**など、コーヒーが人にもたらす健康効果を知ってから、コーヒーを飲むようになったのです。

もっとも当初は、「これは薬なんだ」と半ば思い込みながら飲んでいました。ところが、飲み続けていくうちにだんだんとハマっていきました。豆の種類が豊富ですから飲み比べをし、自分の好みを追求することも新たな発見になりました。とりわけ神保町の「神田伯剌西爾《ブラジル》」という雰囲気のいい喫茶店の「マンデリン」は、苦くて体と脳に効く感じがして大好きでした。

さらに、外で飲むだけでなく、自宅でおいしいコーヒーを淹《い》れるために道具をそろえたり、抽出具合を研究することも楽しみのひとつとなったのです。

そしてついには、ちょっとした時間があったら喫茶店に入ることを説いた本まで執筆してしまいました。

さらに、コーヒーを深掘りしたところ、思わぬ発見が連鎖していきます。たとえば、ドイツ人作家ヴォルフガング・シヴェルブシュの『楽園・味覚・理性――嗜好品の歴史』という書籍によると、19世紀の産業革命の時期を境に、意識を朦朧《もうろう》とさせるワインよりも、コーヒーのようにしゃきっとするもので目を覚ましてから仕事をするようになったといいます。

また、多くの文豪もコーヒーと深いかかわりがあります。

1980年に出版された、オーストリアの作家シュテファン・ツヴァイクの『バルザック』には、19世紀に活躍したフランスを代表する小説家バルザックが、コーヒーを求めてパリ中を歩いた様子が描かれています。

バルザックは、常にコーヒーを飲みながら執筆しました。同書のなかで、そんなバルザックが語ったコーヒーへの想いが引用されています。

「作中人物がすつくと立ちあがる。原稿紙はインキで蔽われる。なぜなら徹夜というものは、戦闘が黒い火薬によつて保たれるように、黒い液体のガブ飲みによつてはじまりそして終るからだ」

さらにツヴァイクは、バルザックとコーヒーの関係を次のように書いています。

「コーヒーだけが、想像力ゆたかなこの労働機械の活動を再三うながす黒い油」

「そして五万杯の特別濃厚なコーヒーは、（ある統計家が、そう見積つたのだ。）『人間喜劇』という巨大な作品の成立を促進した」

ツヴァイクいわく、バルザックはコーヒーがなければ仕事ができなかったとのこと。実際、「コーヒーわかし」はバルザックにとって紙とペンに続く「第三の仕事道具」で、どこにでも持ち歩いたと同書に書かれています。死因のひとつもコーヒーの飲みすぎだったとありますから、文豪の名作とコーヒーは切っても切れない関係にあったといえるでしょう。

川端康成、永井荷風、太宰治など日本の文豪もコーヒーを愛してやまなかったといいます。彼らがどんな豆を好み、どんなシチュエーションでコーヒーを飲んでいたのかを調べることも味わい深い楽しみとなるでしょう。

先ほどのバルザックにまつわるエピソードなどはまさにそうですが、コーヒーという**趣味の世界を深掘りしていった結果、彼ら文豪の脳のなかにまで近づくことができる**わけです。

そういう意味では、コーヒーは味や香りなど、そのものの魅力に加え、世界中にいる愛飲家のキャラクターや、名店、老舗《しにせ》喫茶店のいわれなど、あらゆる気づきを与えてくれるアイテムだといえるでしょう。

このような、趣味の世界にいくらでも耽溺《たんでき》できる時間があるわけです。ぜひ、第二の人生をさらに豊かなものにする趣味を探してみてください。

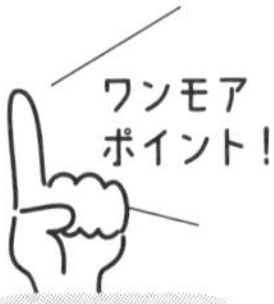

趣味を深掘りすると、文豪の脳内にまで近づくこともできる！

Chapter 4

「大人の思考術」で脳とメンタルがさらに強くなる

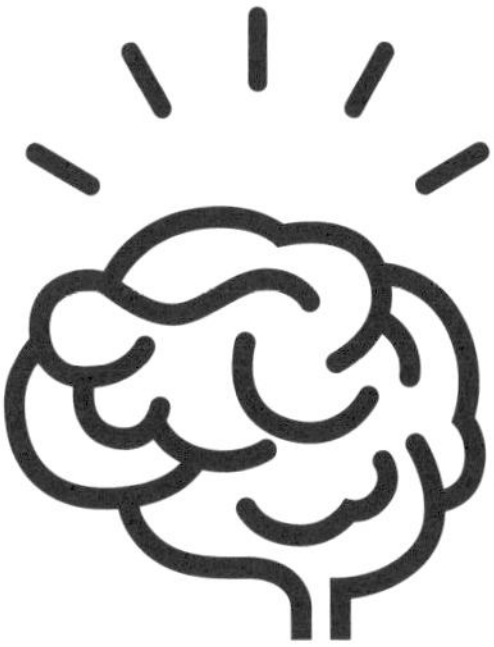

齋藤流
脳活
23

孔子の教えが2500年色あせないにはワケがある

実は、私たちの遠い先達が、人生の後半のあり方を的確に説いてくれています。ご存じ儒教の開祖、孔子です。

２５００年以上も前に世に現れ、人と社会のあるべき姿を問うた孔子。弟子に語った言葉を集めた『論語』には、ときを超えていまの私たちに突き刺さる数々の名言、至言があふれています。

たとえば、あまりにも有名な言葉をいま一度見てみましょう。

吾《われ》十有五《じゅうゆうご》にして学《がく》に志《こころざ》す、三十にして立つ、四十にして惑《まど》わず、五十にして天命を知る、六十にして耳順《みみしたが》う、七十にして心の欲する所に従えども矩《のり》を踰《こ》えず

とりわけ知られているのが、「四十にして惑わず＝不惑《ふわく》」ですが、重要なのはその次から。

50歳で自分に与えられた使命を知り、60歳で他人の言葉に素直に耳を傾けられるようになり、そして70歳になったら、自分の好きなように生きても、人の道からはけっして外れない。

孔子は、そう述べているのです。

いままさに、私たちは「耳順う＝耳順《じじゅん》」の年齢に差しかかりました。相手が若かろうが、どんな立場だろうが、まずは素直に相手の意見を聞いてみる。それこそが、大人としてのあり方だと孔子は説いているわけです。

さらにもうひとつ、有名な言葉を見てみましょう。

故《ふる》きを温《たず》ねて新しきを知る

こちらもポピュラーな言葉ではありますが、実は私たちの年代にとってはとても味のある言葉なのです。

ご存じのとおり、意味は「昔のことを研究し、そこから新しい知識、見解を得る」ということ。四字熟語の「温故知新」のもとでもあります。

自分たちが経験してきたこと、あるいは先人たちの知恵を改めて見直し、そこから、現代にも通じる新しい知見を発見するのは、年を重ねた人だからできること。さらに、この言葉は「もって師となるべし」と続きます。

つまり、そのように**古い知恵を再発見し現在に応用することで、はじめて「先生」＝指導すべき立場に立ちうる**と、孔子は述べているわけです。

ただ、かつての経験や知識をひけらかしているだけでは、若い人はついてきません。そうではなく、そこから新しさ、現代性を読み取って、次の世代に伝えてこそ、私たちの存在意義があるわけですし、そうしたプロセスを経たものが、未来へ連綿と続く〝知識〟となるのです。

ただし、いきなり慣れない漢文や書き下し文で論語を読むのは、若干骨が折れる部分があるかもしれません。そこで、初心者でもとっつきやすい絶好の入門書を紹介しましょう。

国語の教科書にも収録されていた『次郎物語』で知られる下村《しもむら》湖人《こじん》は、『論語物語』という入門書も書いています。

オリジナルの論語に比べてこの『論語物語』は、文章がとてもわかりやすいうえ、孔子と弟子の人間くさいやり取りが、とてもリアルに描かれている傑作です。ですから、こちらから読み始めるのもアリだと思います。

読んでみるとわかりますが、まるで自分の目の前で、孔子と弟子たちが会話を繰り広げているような錯覚に陥るほど、スリリングな描写が次々と展開していきます。弟子たちは「ちょっとズレているな」と感じさせられるところがあるのに対して、孔子はまったくピントがズレていません。

弟子たちの質問に、ためらうことなくパパッと答えていく様は、まさにライブを観ているように気にさせられます。また、**孔子は弟子の性格によっても諭し方を変えるなど、言葉の深さのみならず、その伝え方も非常に参考になる偉人といえる**でしょう。

孔子が発した生き生きとした言葉の数々は、２５００年のときを経てもなお、まったく色あせていません。
「孔子の頭は、サビついていないなぁ」と、思わされること必定です。

時間が、思うように使えるこれからがチャンスです。偉人の作品を読み返したり、歴史を改めてひも解いてみるのもいいでしょう。そこから、きっと新たな発見があるはずです。

それが面倒であっても、前述したように、せめて『論語物語』にはチャレンジしてほしいと思います。**孔子の言葉こそが、第二の人生に非常に役立つ、もっとも「温ねる」べき古きよき知識**なのですから。

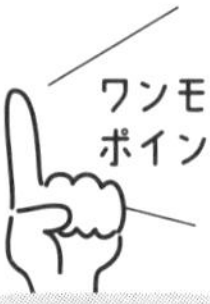

論語を読めば、
若い人への接し方も間違いなく変わる！

齋藤流脳活 24

年下の人との接し方を、イチから考え直す

いまや、その内実のよし悪しはさておき、「実力主義」が導入されるとともに、「役職定年」という制度が定着した結果、年下の上司、年上の部下を持つことも珍しくなくなりました。あるいは、ＩＴなどの技術の進化に追いつけず、若い部下に使い方を聞かざるをえない、という事態に陥ったことがある人も多いことでしょう。

現役を退き、新たなことにチャレンジする際にも、同じようなシチュエーションに直面するかもしれません。わざわざ教える人が年上かどうかを確認することなどなかなかできませんし、実際、とりわけスポーツをやるなら、おそらく若い人に教わる可能性のほうが圧倒的に高いでしょう。

これをイヤがっていたら、なかなか新しい一歩が踏み出せません。これまで何度も述べてきたように、**新しいことへのチャレンジ＝脳への刺激**です。若さを保つために

は、空いている時間を充実させることが必須となります。

ですから、頭にベッタリと張りついた、これまでのサビついた考えをリセットしなければなりません。

必要なのは、まずは謙虚になること。

かつては、若い人に教えてもらうということに対し、出世で先を越された屈辱や、あるいは職場における上司としての体面が傷つくなどといった理由で、抵抗感があったことでしょう。ですが、もはや組織人ではないわけですから、いつまでも「年功序列」、あるいは孟子の言う「長幼《ちょうよう》の序《じょ》」にこだわる必要などありません。

私が趣味のチェロを習い始めたのは50歳ごろのこと。

先生は私より二回りも若い人です。しかし、そんなことはまったく関係ありませんでした。なぜなら、**いままでやったことのないことをイチから習うという行為自体、人を謙虚な気持ちにさせてくれる**からです。

私は、当然最初はチェロを弾けませんし、1日でも早くうまくなりたいという思いでいっぱいでしたから、何においても「先生のおっしゃるとおりです」という控えめな気持ちで必死に練習するのみでした。

私の場合は個人レッスンなので、会話は先生としかしません。しかし、英会話教室にしろクッキングスクールにしろ、あるいは陶芸教室にしろ、グループレッスンを受ければ、当然、若い人との接点も増えます。

これは、これまでにない刺激を脳に与えるチャンスです。いままでの交友範囲にはない人との出会いが生まれ、まさに**孔子の「六十にして耳順う」を実践し、若い世代から新しいことを学ぶ。これはまさに、一石二鳥のメリット**といえるでしょう。

ワンモアポイント！

若い人との接点が増えれば増えるほどチャンスと心得る

齋藤流
脳活
25

「初心忘るべからず」の、正しい意味をとらえ直す

謙虚な気持ちになるうえで、キーワードともいえる言葉があります。

「初心忘るべからず」

室町時代に能楽を大成した、世阿弥《ぜあみ》の言葉です。その著述を集めた能楽の芸論集『花鏡《かきょう》』に登場します。原文を見てみましょう。

しかれば、当流に、万能一徳《まんのういっとく》の一句あり。

初心不可忘

この句、三箇条の口伝《くでん》あり。

是非初心不可忘（ぜひのしょしんわするべからず）

時々初心不可忘（じじのしょしんわするべからず）

老後初心不可忘（ろうごのしょしんわするべからず）

これを読むとわかるとおり、実は初心忘るべからずはひとつではありません。**世阿弥は、若いころ、人生の折々、そして老後と、人生のそれぞれのステージにおける「初心」があると説いている**のです。

では、ここでの初心とは何なのでしょうか。

一般的には、物事を始めたころに持っていた「想い」や「目標」、「志」といったものだと思われていますが、実はちょっと違います。

最初の「是非の初心忘るべからず」というのは、「未熟だったときの芸を忘れず、それを基準として芸を向上させていくべき」だということ。

二番目の「時々の初心忘るべからず」は、「その人の年齢、ステージにふさわしい芸に挑む際、人は初心者であり、未熟だったりつたなかったりする。そうした未熟さ、つたなさを忘れてはならない」ということ。

そして最後の「老後の初心忘るべからず」は、「老年期になって初めての芸にチャレンジする際も初心というものがあり、老年だから芸は完成しているといったことはない」ということ。

つまり、**世阿弥はいつまでも自分は未熟であることを忘れずに、芸の向上を目指すべきだと説いている**わけです。

人間は、ちょっとできるようになると、できなかったころのことをコロッと忘れてしまうもの。そうしてうぬぼれてしまった経験など、誰にでもあるのではないでしょうか。そうではなく、何をやる際も常に初心者であることを肝に銘じるべきだというわけです。

ですから、ちょうど現役生活を終えたいまだからこそ、学生時代や社会人になったばかりのころなど、自分の人生を振り返ってみるのもいいかもしれません。そのうえで、第二の人生の目標を探ってみると、本当にやりたかったことが見えてくるのではないでしょうか。

よく、習い事などを始めると、続けることこそが重要だと思われがちです。しかし、**あくまで、習い事、趣味は自分自身の充足感を得るための手段。始めたときの気持ちが変化し、つまらなくなったり、興味がわかなくなったら、ムリして続ける必要などない**のです。

「フランスに行ってみようかな」と思ったら、フランス語を習い始めてみる。「ゴルフは好きだけど、これまでは忙しくて自己流でしかやっていなかったな」というのであれば、レッスンプロに数日だけ習ってみる。そんな感覚でいいのです。

とにかく、**初心とは「自分のテクニックなどまだまだ」だと思う謙虚さのこと**。「あっ、面白そう!」と思ったらまずは、門を叩いてみてください。そして、やってみて「ちょっと、思っていたものとは違うな」と感じたならば、また新しいものを探せばいいだけなのです。

日本では、ひとつのことを長く続けることが、一種の〝美学〟となっていますが、60歳を過ぎればもっと気楽に考えていいのです。むしろ、**限りある時間のなかでいか**

に楽しめるかは、自分の行動力にかかっています。時間ができたいまだからこそ、自分自身が一番満足できる新たな道を探してみてください。

そして、「面白いな」と思ったら、謙虚な気持ちでチャレンジしてみる。絵画教室に通って、なまじ絵心があるからといって、すぐに先生の言うとおりにやらず無手勝《むてかつ》流《りゅう》で筆を運ぶのは、まさに「初心を忘れた」状態。これでは本当の意味での上達は、なかなか望めません。

そうではなく、**道、教えをきちんと守りながら学ぶのが「大人の流儀」というのが、世阿弥の教え**なのです。

新鮮な気持ちでチャレンジし続ければ、いつか世阿弥の言う**「老木に花が咲かんがごとし」**となることでしょう。

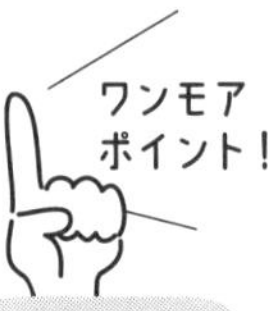

謙虚さとチャレンジ精神をバランスよく維持する！

齋藤流
脳活

26

「隣の芝生は青い」を卒業し、自画自賛力に磨きをかける

とりわけ男性が、いつまでたってもその呪縛からなかなか逃れられないもののひとつとして、「嫉妬《しっと》」が挙げられるのではないでしょうか。会社員時代、人事、給与にからんで、同僚に対して嫉妬心を抱いたことがある人は少なくないでしょう。

あるいは、第二の人生においてもなお、役員として会社に残った後輩や、近所の豪邸に住む家族を妬《ねた》む人もいるかもしれません。しかし、**嫉妬というマイナス感情からパワーが得られるのは、せいぜい40代くらいまで。人生経験もそれなりに積んだいま、そうした〝悪徳〟はすぐに捨てるべき**でしょう。

『学問のすすめ』で福沢諭吉は、怨望《えんぼう》、つまり人をうらやむのが一番の悪徳だと言い切っています。

とはいえ、次のような声が上がるのもわかります。

「そんなすぐに嫉妬心などなくせるワケないでしょ。先生の好きなシェイクスピア劇でも描かれているくらい、人間と嫉妬は切っても切り離せないんだから」

もちろん、気合いで嫉妬を手放せと言うつもりはありません。そうではなく、新しい力の源に頼ればいいのです。

それは私の造語でもある**「自画自賛力」**。

自画自賛力とは字のごとく、自分で自分を称賛する力のこと。ただし、「自慢」とは違います。得意気になり、誰かに思い上がった態度をとるのではなく、**自分の心のうちで、自分自身に「いいね！」をこっそりつけるような感覚**です。

私自身、この自画自賛力を常に意識しています。

たとえば、講演会でお客さんを盛り上げるためにジョークを連発しても、いまいち反応が薄いとき。この場合、「今日のお客さんは、ノリが悪いなぁ」と他人のせいにしたところで、自分の気持ちは一向に盛り上がりません。

そうではなく、そんな場合、私は「いま、ボクの話を聞いてくれている人たちは皆、心のなかでは大爆笑なんだろうな」と、本気で思ってほくそ笑んでいます。本当はそうでなくてもかまいません。他人の様子よりなにより、まずは自分で自分のことを褒め称えることが大切。そのうえで、項目「19」で説明したように、デュアルタスクで違うネタを頭のなかで探せばいいわけです。

こうして、**自画自賛力を上げていくと、自分のモチベーションも自然とアップ**します。そして、人は人、自分は自分と割り切れるようになるのです。こうなると、何が起こるか。他人のいいところも、素直に認められるようになります。

たとえば、漫才で頂点を極めたビートたけしさんは、若手に嫉妬するどころか、「サンドウィッチマン」や「ぺこぱ」など若い世代のお笑いを、テレビで普通に褒めています。あるいは、将棋界のレジェンド羽生善治《はぶよしはる》さんも、中学生ながら目覚ましい活躍をした藤井聡太《ふじいそうた》さんのことを、高く評価していました。

もちろん、おふたりともご自身のことを卑下しているわけではありません。むしろ、自分は自分という境地を極めたからこそ、嫉妬心や虚栄心から解放されたのではないでしょうか。

今後も、自分より幸せそうな人に出会うこともあるでしょう。しかし、それはあくまで「幸せそう」なだけ。実際のところはわかりません。「隣の芝は青く見える」ものですから。美輪明宏さんも『ああ正負の法則』という本で、だいたいどの人の人生もプラスマイナスはトントンになっている、と語っています。

ですから、やはり人生の一区切りという節目で、「嫉妬心」を捨てる努力をしたほうがいいと思います。嫉妬心や競争心を手放せば、心が驚くほど軽くなります。その埋め合わせとして、自画自賛力に磨きをかければいいわけです。

そうすれば、周りの人たちの関係性も、さらにさらによくなることでしょう。

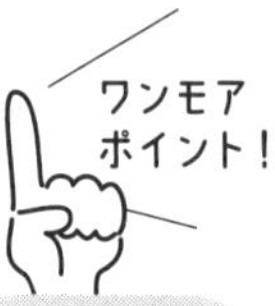

嫉妬心という重荷を下ろせば、もっと心地よく生きることができる！

齋藤流 脳活 27

元号の移り変わりを「プラス」に作用させる

私たちは「昭和」という時代に生まれ、「平成」を経て「令和」という新しい時代に生きています。この60年間、日本はさまざまな分野における技術進化によって大きな変貌をとげました。

女性の社会進出は当たり前になりましたし、昭和の時代には考えられなかった週休2日制もすっかり浸透しました。携帯電話、スマホやインターネットなど、挙げたらきりがないほど生活用品も様変わりしています。

一方で、**働き方改革やLGBTの権利など、新たな課題も浮かんできました。そうした現在進行中のトピックも含めて、社会は常に変化していっている**わけです。

そんななか、**際立った変化が感じられないのが、50代以降の中高年男性**ではないでしょうか。

「若いヤツは、ガツンと叱らないと一人前になれないよ」

「バブルのころは、札束見せてタクシー止めたんだけどなぁ」

いまだにこんな感覚で過去を引きずったまま新しい時代、令和を生きている人も少なからずいるのではないでしょうか。しかし若い人たちは、そんな姿に違和感どころか嫌悪感すら覚えかねません。


あらゆる世代が、時代とともに変化しています。そこについていけないとなると、社会の〝お荷物〟と見られてしまうかもしれません。

だから私は、常に次のようなことを意識することをオススメしています。

それは、

「せっかく令和になったんだからさぁ」

「もはや平成ですらないし……」


と脳内でつぶやくのを、思考のクセにするというもの。

ちょっと、ふざけた感じがあるかもしれませんが、脳は放っておいたらどんどん凝り固まってしまいます。それを、**半ば強制的にでも変えるには、思い込ませるという****のも効果的な手段のひとつ**なのです。

もちろん、令和になったからといって、何かがすぐに大きく変わったわけではありません。

ただ日本人には、たとえばお正月や4月の始まりといった暦、季節の変わり目で、これまでの流れをリセットしたり、新たな目標を立てたりする一種の〝風習〟が根づいていています。

まして「改元」などは、めったにやってこない大きな節目。これを自分が変わるいいチャンスだととらえるのです。

もちろん、昔気質、古い考え方すべてがいけないというわけではありません。昭和的に「みんなで力を合わせて」や「ここは気合いで乗り切らないと」という場面も、当然あるでしょう。

ですが、それこそ**「故きを温ね」るだけでなく、あくまで「新しきを知る」感覚こ**

そが〝主〟だということを忘れてはいけません。

そのために「令和」への改元という節目を意識的に使ってみるというのが、先ほどの提案なのです。

私たちの世代は、この先もしかすると40年は生き続けるという、**これまで人類が経験したことない世界に突入**していきます。当然、その時々の現実にも対応しなければなりません。

だからこそ、新しい元号になったばかりのいま、気持ちを新たに〝脳内改革〟に努めてみてはいかがでしょうか。

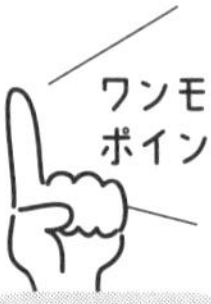

ワンモアポイント！

昭和、平成で得た経験、知識を令和バージョンにアップデートする！

齋藤流
脳活
28

「正常性バイアス」を踏まえて、自分を絶対に過信しない

「正常性バイアス」という言葉を聞いたことがあるでしょうか。

これは、**予測をしていなかった事態に直面したときに、「自分は大丈夫」とたかをくくり、都合の悪い情報は無視してしまう心理機能**です。

脳はストレスを回避し、心の平穏を保とうと働いてしまうので、結果的に私たちは小さな変化に鈍感になってしまいます。この正常性バイアスを甘く見てしまうと、思わぬ一大事に見舞われかねないので注意が必要です。

実際、2003年に韓国の大邱《テグ》市を走る地下鉄で恐ろしい事件が起きました。朝、通勤ラッシュもピークを過ぎたころ、放火犯が火炎瓶を電車に投げ入れたのです。車内や駅には煙が立ちこめました。ところが、それでも乗客は逃げなかったのです。

なぜか。それこそ**かつて経験したことない事態に遭遇した際、それに対応するより**

も、**「無視する」という正常性バイアスが働いたせい**でした。しかも、自分以外の乗客も正常性バイアスで何の行動も起こさなかったので、**「みんなが避難しないなら私も」という「同調性バイアス」にも陥ってしまった**といわれています。

結局、この地下鉄放火事件では約200人もの人々が犠牲になりました。実にその3分の2が、電車からついに逃げなかった乗客たちだったのです。

昨今、社会問題にもなっている振り込め詐欺も、正常性バイアスが被害の拡大の一因となってしまっています。「自分はこんなものに引っかかるはずがない」「子どもの声くらいわかる」と思っている人も、息子だという人物からの電話を信じ、ATMへと向かい、知らない相手へ多額のお金を振り込んでしまっているわけです。

このようなことを防ぐためには、実家の親を含めて家族間で「おかしいな」と思った際のルールを決めておくといいでしょう。お金の催促の電話があったら、いかなるときもかけ直す。あるいは、お金の要求には、誰からであろうと電話では絶対に受け付けない。そう決めておくのです。

自然災害のときもしかりです。避難勧告が出たら、たとえご近所さんが避難をしていなくても、自分たち家族は必ず避難場所へと退避する。これも前もって取り決めておけば、危険を回避できる可能性がぐっと上がることでしょう。

年を取ると、豊富な社会経験がかえって邪魔をして、「自分は大丈夫」と余計に思いがちです。ある程度、自分にとって無視をしたい情報でも、そこは違和感と事前ルールを信じていったん立ち止まってみてください。

一方で、「記憶・認知のバイアス」にも注意が必要です。

「カバンに入れておいた財布がないぞ」ということなど、よくあるのではないでしょうか。自分の記憶では確実にカバンにしまったので、「絶対にここに入れた」と思い込み、他の可能性を考えようともしません。

マズいのは、自分の力で探し出せればいいのですが、そうでないとすぐに周りを疑ってしまうこと。そして挙句の果てにキレるという……。

しかし、よくよく思い返すと、自分で別の場所に移動させていただけだったりするものです。もの忘れ自体は、よくあることなので気にすることはありませんが、ここで大事なのは、**すぐに人を疑わないこと。そして、自分の記憶は絶対ではないということを理解しておく**ことです。

このように、人間の記憶は往々にしてバイアスがかかっています。**過去の失敗はもとより悪行すら、なぜか〝美談〟に変換してしまう人もいますが、それも認知バイアスの一種**なのです。

だからこそ、本書で述べてきた脳への刺激トレーニングを行うこと。そして、日ごろから自分の行動を振り返る機会を持つことが大事なのです。

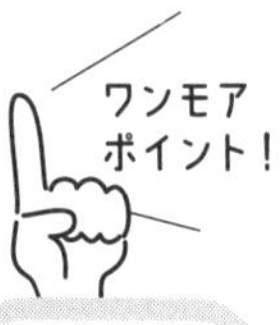

ピンチに際して、常に客観的な判断ができるようにしておく!

Chapter 5

年相応の「インプット・アウトプット術」を使いこなす

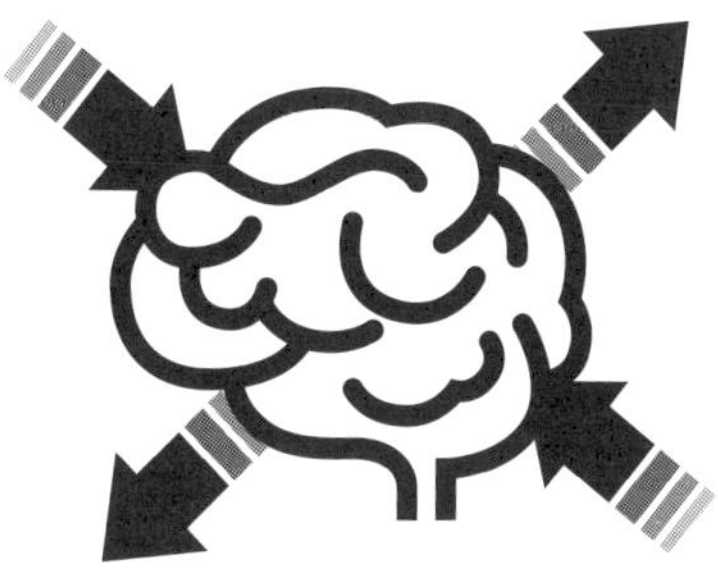

齋藤流
脳活
29

テレビを通じて、未知の世界の情報を自分のものにする

私は常日頃、テレビやラジオ、新聞やインターネットなどの各メディアから情報を収集することは、とても大事だと思っています。

現役を退いたら、ただでさえ、日常的に情報交換する機会がめっきり減ってしまうわけですから、常に社会状況のキャッチアップを意識していないと、たちどころに時代に取り残されてしまいます。**情報もまた一種の刺激ですから、しっかり追いかけないと脳もサビついてしまう**わけです。

一方で、とくに若い人たちのなかには、「うちにはテレビがありません」「私はテレビは一切見ないんで」と誇らしげに語る人が少なからずいます。逆に、こちらは中高年の方にありがちですが「どうもネットは苦手で」と、テレビを偏重するパターン。どちらも、ちょっともったいないなという感じがします。

ネットはスピードが早い反面、デマなども飛びがち。他方、テレビはネットのスピードには追いつけませんが、その分、ニュースやドキュメンタリーはしっかりとつくられています。

情報のソースは多様性があったほうが、自分自身の情報リテラシー、判断力もより磨かれるはずです。

手前味噌で恐縮ですが、私が出演している「新・情報7daysニュースキャスター」（TBS系）では、番組前半で主にその週のニュースを取り上げ、後半で旬な情報を特集しています。つまり、1週間分のニュースや情報が、ひとつの番組内にコンパクトにまとめられているわけです。

このような週末に1週間総まとめのような報道番組は、ほとんどの局で放送されています。こうした〝**まとめ**〟**を利用すれば、いま世の中で何が起き、何が問題になっているのかを、効率的に把握できる**わけです。

たとえ興味がなくても、テレビをつけていれば、さまざまな情報が自然と頭のなかに入ってきます。項目「19」で述べた「ながら」でかまいません。こうしているうちに、世の中のはやりに少しずつ敏感になっていきます。つまり、一種の**ミーハー感覚を持ち続けることが、時代に取り残されないための秘けつともなる**のです。

また、テレビ番組を通じて、思わぬ分野で世界的に活躍している人や、日ごろ目にはつかない社会の問題なども知ることもできます。

たとえばＴＢＳ系の長寿番組「情熱大陸」やＮＨＫの「プロフェッショナル 仕事の流儀」、あるいはフジテレビ系の「ザ・ノンフィクション」。こうした番組では毎週、ひとりの人物、あるいはひとつのテーマを徹底的に密着取材します。まるで１本の短編映画のように濃密に題材を掘り下げているので、観ているだけで、自分自身の関心、問題意識を改めてじっくりと考える、いい機会になるでしょう。

あるいは、「マツコの知らない世界」（ＴＢＳ系）では私などまったく知るよしもない、素人さんのマニアックな世界観に驚かされます。

たとえば、わざわざネットで「天津飯を週５日食べる人」などと検索することはまずないでしょう。しかし、こうした番組を観ていると、普通に生活しているなかではとうてい出会いようもない、「週に5日は天津飯」というマニアの存在を知ることができるわけです。

これまで会社に勤めていたので、平日午後のワイドショーなど未知の世界という人も多いはず。しかしながら、このようないままでスルーしてきた番組にも、賛同できるもの、あるいは文句をつけたくなるものを含めて、物事を考えるきっかけとなるようなニュースがたくさんあるのです。

自分自身のアンテナを伸ばす方向と時間軸を、とりあえず変えてみる。これだけでも、いままでにない刺激がきっと得られるはずです。

ワンモアポイント！

"まとめ"番組を観て、効率よく世の中の問題を把握する！

齋藤流
脳活
30

ニュースは、あとでネタとして使うことを想定して読む

前項で述べたようなテレビ番組で紹介されたニュースや出来事。これらを、ただ観ているだけでは、ちょっともったいない気がします。

番組を通じて入手した情報をしっかり頭のなかで吟味し、ストックしておくと、それが話の〝ネタ〟になるのです。

項目「17」でも紹介した「同じ話を何度もしてしまう病」の要因のひとつは、こうしたネタのストックが不足しているから。

ですから、ニュースを右から左に流すのではなく、スピーチやプレゼンなど**今後自分がやりそうなことを意識しながら、情報収集をすれば自然と頭に残る率も上がる**ことでしょう。

実際、私がある日、ネットニュースを検索していたときのこと。次のような見出し

が目に飛び込んできました。

「フューリー衝撃告白　自宅に来た自殺志願者を救出」

ボクシング好きな私は、「フューリー」という文字を見た瞬間、元ヘビー級3団体統一王者で、現在はWBC世界ヘビー級チャンピオンであるイギリスのタイソン・フューリーのことだと気づき、クリックしてみました。

すると、なんとフューリーの自宅に、自殺志願者がやってきて「死ぬ前にあなたにどうしても会いたかった」と話したというニュースだったのです。

自殺志願者が死ぬ前にボクシング元世界チャンピオンの家を訪れるというのも衝撃的ですが、さらに驚くべきはフューリーの対応です。記者に対して、次のように話しました。

「当然のことながら、彼を説得してジョギングに連れて行ったんだ」

突如現れた自殺志願者に対し、冷静さを保って対応したあたり、さすがボクシングの世界チャンピンといったところです。

そして、とにかく一緒に走り、安易に命を捨てずに前を向いて生きるよう励ましたところ、その自殺を志願していた人物は、フューリーいわく「とてもハッピーになって去っていった」とのことでした。


おそらく皆さんも納得いかれるかと思いますが、このニュースは、たとえフューリーのことを知らなくても、しっかりとしたオチがあるので、興味深く読めたのではないでしょうか。

これらの内容を**「知っている？」という感じで誰かに話す。ウケた。結果、このニュースがテッパンネタとしてストックされていく**のです。

ただし、注意しなければいけないことが、ひとつだけあります。それは、「タイソン・フューリーのところに自殺志願者が来たのよ。で、フューリーはどうしたと思う?」

というように相手にクイズを出してしまうこと。

こういうことは、しばしば行われがちですが、絶対にやってはいけません。なぜなら相手は、自分にとって何のよすがもないことを聞かれても、面白くもなんともないからです。

項目「16」でも見たように、こうした行為は、まさにただ単に相手の時間を奪っているだけにすぎません。

そうではなく、「で、フューリーはどうしたと思う?」と言ったあと、次のように続くといいのではないでしょうか。

自分　**「一緒にジョギングに行ったんだってさ」**　←

相手　**「なんで?」**　←

自分「フューリーも、かつて躁うつ病を患っていたから、自殺志願者の気持ちがわかったんじゃないかな。それで、助けるのが『当然のことだから』と思い、一緒に走ったらしいよ」

↓

相手「なるほど～。で、結局、その自殺志願者はどうしたの？」

↓

自分「それが、ハッピーな気分になって帰って行ったんだって」

↓

相手「へぇ。まさにハッピーエンドで終わってよかったなぁ」

いかがでしょうか。これだと、聞いているほうも興味をかき立てられ、自然と話に乗ってくれると思います。

すべてがニュース報道ベースではありませんが、私自身、スピーチやトークなどで使えるよう、常にネタを20個ほどストックしています。

ただ、漫然とニュースを見るのではなく、情報を吟味し、今後のためにネタを仕込んでおく。そして、いざというときに、それを話す。

これはまさに、知識のインプット・アウトプットにほかなりません。人と話す、人前でスピーチする際のエピソードのバリエーションが増えると同時に、**知識の出し入れで脳を活性化させる**こともできるわけです。

さらに、フェイクニュースをネタにするわけにいきませんから、**ニュースの鑑識眼も磨かれます**。

ぜひ、これまでよりちょっと意識的にテレビやネットのニュースをチェックし、自分なりの〝時事ネタ〟を見つけ、活用してみてください。

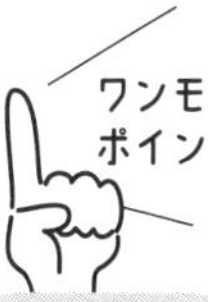

ワンモアポイント！

意識してニュースを見れば、フェイクを見抜く力も自然と磨かれる！

齋藤流 脳活 31

五七五を詠むだけで、究極の脳トレとなる

ここまで説明してきた大きなポイント、常にアンテナを張り、新しい情報に目配りすること。そして、そうした情報や自身の経験をもとにした言葉を、簡潔かつ的確に相手に伝えること。これらをいっぺんに実現したのが、少々乱暴に言ってしまえば、日本を代表する俳人、松《まつ》尾《お》芭《ば》蕉《しょう》ではないでしょうか。

芭蕉の有名な言葉に「不《ふ》易《えき》流《りゅう》行《こう》」というものがあります。これは、**「いつまでも変わらない普遍的なもの＝不易」も大事だけれど、「新しい気づきや発見＝流行」にも目を向けなければいけないということ**。

当然のことながら、いまの私たちからすると、芭蕉は歴史上の人物以外の何ものでもありません。しかし、実際には当時の芭蕉は、時代の最先端を走る改革者でした。

若いころから俳人として修業を積んでいた芭蕉は、句を詠《よ》むためには常に世の中を洞

察し、新しい趣向を凝らさなければいけないと考えていたのです。

奥の細道をめぐる先々で出会った人たちや弟子たちとともに、芭蕉は句を詠むことを楽しんでいました。

当時は俳句の母体ともなった「連句」が主流です。連句とは、最初の人が発句《ほっく》と呼ばれる「五・七・五」を詠みます。続いて、次の人はその句に合うように脇《わき》と呼ばれる「七・七」を詠みます。そしてまた、その次の人が「五・七・五」を詠み、そのまた次の人が「七・七」……、と繰り返し、最後にひとつの作品に仕上げるというものです。こうしたスタイルから、「座の文学」と称されています。

これは、よくよく考えると、とてつもなくすごいことではないでしょうか。そもそも前の人が詠んだ句に対して、その直後、意味が合うように瞬時に自分の句を詠まなければなりません。しかも、交互に句を詠みながら、それらの意味が連なった作品をつくり上げるわけですから。もはや、脳トレを超えた、究極の頭脳合戦です。

もっとも芭蕉自身は**「書いて残った記録はどちらでもいい。句をつくっている時間こそが尊い」**ということを語っていたといいます。たしかに趣《おもむき》があり、上手な句ならば芭蕉がひとりでつくればいい話です。

しかし、そういうことではないというのが芭蕉の主張。**結果ではなく、座になって、みんなでひとつのものをつくり上げるというプロセスにこそ意味がある、**といっているわけです。

最近では、テレビ番組などの影響もあり、俳句は老若男女問わず身近なものになりました。カルチャーセンターなどで盛んに俳句教室が開かれ、通信講座でも俳句を学ぶことができます。

もちろん、俳句は簡単につくれるものではありません。ですが、**季語や字数という制限があるからこそ、その範囲内でどう表現すべきなのか、脳をしっかりと使うことができます。**

事実、正岡子規《まさおかしき》などを輩出し「俳都」とも呼ばれる愛媛県松山市のグループと、項目「3」にも登場した川島隆太教授率いる東北大学のチームが合同で研究したところ、**俳句を詠むと脳の中心をつかさどる前頭前野《ぜんとうぜんや》が刺激され、川島教授が開発した脳トレよりも活性化する**との結果が出たと報じられました。

しかも、句には四季折々の情景も織り込むため、外に出る機会も増えるでしょう。

さらにはまさに不易流行で、**句のテーマ選びの一環として、いまの世の中のトレンドにもより目を向けるようになる**はずです。

俳句はひと昔前は、〝枯れた〟趣味というようなイメージもありましたが、いまはますます人気が高まるばかり。ぜひ、「不易流行」を意識しながら俳句づくりにチャレンジしてみましょう。

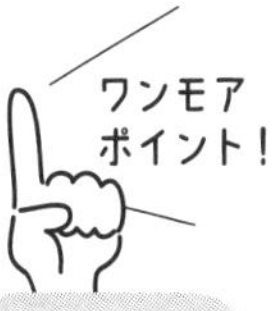

変わらぬものと移ろうもの、どちらもしっかりチェックする!

齋藤流 脳活 32

他人の目を気にせず、まずは「にわか」から始めてみる

２０１９年に日本で開催されたラグビーワールドカップ。

私は、スポーツ観戦が大好きですから、開幕を楽しみにしていました。その一方で、野球やサッカーと比べるとラグビーの知名度は正直やや低いですから、どこまで盛り上がるのか、ちょっと不安だったのも事実です。

ところが、ふたを開けてみてびっくり！

試合内容も、大会の運営も、そして観客の盛り上がりも、世界的に非常に高い評価を得ました。

もちろん、日本代表がスコットランドやアイルランドといった強豪、優勝候補を立て続けに破り、史上初めて決勝トーナメント、ベスト16に進出した衝撃が大きかったこともあるでしょう。しかしながら、こんなにもラグビーが日本人の心をつかむとは、大会前、誰が想像したでしょうか。

残念ながら日本代表は、南アフリカに阻まれベスト4進出は果たせませんでしたが、大会終了後も代表選手たちはスポーツ番組、バラエティ、CMなどに連日引っ張りだこ。そして、2019年の流行語大賞には、日本代表のスローガン「ONE TEAM」が選ばれるなど、まさにこの年の後半は日本列島全体がラグビー一色だったといっても過言ではありません。

ところで、この大会をきっかけにラグビーファンが急増したと同時に、ある言葉も急激に広がりました。

それは**「にわか」**。

たしかに、実際のところは、ルールもあまりよくわからず、選手の顔と名前も一致しないという「にわか」ファンが、熱狂する日本人の大半を占めていたかもしれません。**日本では、この「にわか」を「どうせ知らないくせに」と見下す風潮がなきにしもあらずですが、私は「にわか」に大賛成**です。

別によく知らないからといって、それで排除する、あるいは排除される理由などありません。たとえ、細かいところはよくわからなくても、とりあえずみんなと一緒に盛り上がれる。これは立派な特性です。

しかも、そうして**高揚感を共有できれば、細胞の一つひとつが活性化したような身体感覚を味わうことができます。これは、若返りにもつながる**のです。

もちろんコアなファンの気持ちもわからないではないですが、ひとりでも多くの人が自分の好きなスポーツのファンになったところで、実害などありません。みんな一緒に声を上げ、雰囲気を盛り上げることが大事なのではないでしょうか。

これはスポーツに限らず、映画や音楽など文化全般に共通します。

私は映画や音楽もジャンルを問わず、はやりものはすぐにチェックをします。前述したように米津玄師や女性人気歌手のあいみょんも聞きますし、はやりのスイーツも、とりあえずトライしてみます。タピオカなどは、ブームになる前のかなり初期にすでに食べていました。やはり、ここでも「にわか」でいいのです。

流行をキャッチアップしていれば、若い人との会話のチャンネルも広がりますし、

「えー、知らないの？」といった具合に話題に置いていかれることもありません。

はやっているスポーツや曲、食べ物があれば、難しい理屈抜きにして、とりあえずトライしてみる。気になるスポーツチームがあれば、ユニフォームを着てスタジアムで大声で応援してみる。話題の映画は必ず観に行き、誰かとそれについて語り合ってみる……。

こうして、**「にわか」の輪を広げていくうちに「コア」なものが見つかる**かもしれません。まずは飛び込んで刺激を受けてみる。これが脳にとっても大事なことは、言うまでもありません。

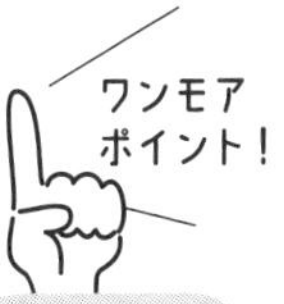

流行をキャッチアップしていくと、体の一つひとつの細胞が若返る！

齋藤流
脳活

33

「はしくれ感覚」で、新たなアイデンティティを築いてみる

2019年末のこと。日本作詞家協会が主催する「第52回日本作詩大賞」の審査員を務めました。ノミネートされた17作品のなかから、作詩大賞1編、優秀作品賞2編を選出したわけですが、いずれも劣らぬ素晴らしい楽曲にふれ、日本の歌謡界の魅力を再確認しました。

また、大賞の発表に際して、全国津々浦々からファンがやってきます。そろいのはっぴを着て応援するグループ、熱狂的な掛け声をかける人たちなどなど、あらゆるファンが一心不乱に応援する姿は圧巻そのものでした。

こうしたファンの方たちは、各々特定の歌手を応援しているのですが、それは同時に、歌謡界全体を応援していることにもなります。実際、会場にいても「聞きに来ている」というよりも、むしろ「私たちが歌謡界を支えているんだ」という強い想いが

感じられました。彼ら、彼女らにみなぎっていたのは、いわば「私たちも日本歌謡界の〝はしくれ〟なんだ」という気迫です。

これは何も歌謡界に限ったことではありません。野球しかり、サッカーしかり、ラグビーしかり。特定のチームや選手を応援することが、ひいては球界やサッカー界、スポーツ界全体を支援することにもつながっていくのです。

このような**「支えているんだ」という気持ちは、「はしくれ感覚」につながります。はしくれ感覚とは、ともに成長し、支えあっていくなかで感じるもので、「相互性」(mutuality)と同義といえる**でしょう。

この相互性という言葉は、発達心理学者、精神分析家のE・H・エリクソンが提唱した概念のこと。他者、社会とかかわることによって、個人も発達できるという考え方です。

たとえば「親」というものは、「子ども」と相互性がないと成り立ちません。なぜなら、当たり前の話ですが、子どもがいなければ父親、母親にはなれないからです。

商品を買う人がいるから、それをつくる人がいる。聴く人がいるから歌い手がいるのです。そうした、**「誰かが誰かを支えているんだ」「誰かが誰かに支えられているんだ」という感覚は、人が発達するためにも、何歳になっても必要なもの**なのです。

もうひとつ、「アイデンティティ」(identity)という言葉があります。こちらはご存じの方も多いでしょう。

これも、E・H・エリクソンが提唱した概念です。日本語で「自己の存在証明」「自我同一性」などと訳されます。人間は、生まれた瞬間は何者でもありません。時間をかけて社会の一員になるにつれて、アイデンティティが構築されていくというのがエリクソンの考え方です。

前述した「はしくれ感覚」は社会的な「相互性」であると同時に、自分自身のアイデンティティでもあります。**アイデンティティがあなたに居場所を与え、生活に張り合いをもたらせてくれる**わけです。

さらに、一方的に応援するファンという〝ワン・オブ・ゼム〟だけではなく、思い切って俳句界や盆栽界のような「○○界」のなかに身を置くのも、第二の人生においてはアリなのではないでしょうか。

自分自身が〝当事者〟になることにより、その分野を極めようとする向上心が生まれるでしょう。同時に、その世界の一員となったことで、より強固なアイデンティティも誕生します。

これまでの人生では、「会社員」が唯一のアイデンティティだった方も多いはず。それを失った不安を考えるよりも、**新しいアイデンティティ探しという楽しみができたと前向きに考えたほうが、人生もより充実する**はずです。

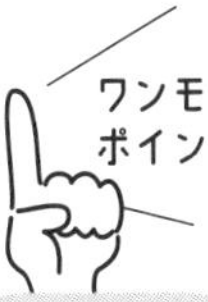

ワンモア
ポイント！

物足りなさを感じたならば、自分の好きな世界に思い切って飛び込む！

齋藤流
脳活
34

思い込みを取っ払い、とりあえずAIにふれてみる

2019年暮れに放送された令和最初のNHK紅白歌合戦では、平成元（1989）年に亡くなった美空ひばりさんの歌声がAIにより復活し、披露されました。

ひばりさんの過去の音声データから、AIを使ってよみがえらせたプロジェクト。新曲「あれから」を熱唱している「AI美空ひばり」に、「技術の進歩もここまできたかぁ」と思うと同時に、「これでは感動はしにくいなぁ」という思いも正直、抱きました。

AIとは「Artificial Intelligence」（人工知能）の略ということは、いまや誰でも知っているかと思います。

話題になり始めたころは「近い将来、AIに仕事を奪われる」「こんな仕事はAIによって消滅する」というような、ある種ネガティブな記事が乱立したものです。

このように、どうしてもＡＩと人間を戦わせたい人がいるようですが、私は基本的に勝ち負けではないと思っています。

たしかに、計算処理能力等においては、ＡＩに人間が立ち向かうことは、もはやできません。ですから、そこで勝負しても勝ち目はないでしょう。そうではなく、人間がＡＩを「どう使うか」ということに注力すべきなのです。

とりわけ私たち**日本人は、「これは便利だ！」と思ったら、それをとことん使いこなすためにどうすればいいのかということを考えるのが、非常に得意な民族**ではないでしょうか。

たとえば、明治時代に西洋の学問が入ってきた際、漢学や国学を二の次にし、まずは一気に西洋教育を導入することを決めました。

だからといって、日本語教育がなくなったわけでもなければ、漢詩、漢文などをすべて打ち捨てたわけでもありません。あくまで、西洋の実学はツールのひとつ。それをどう使いこなして、日本の国力アップに資すればいいのか。そこを全力で考え抜き、明治以降の発展を成し遂げたのです。

ＡＩも同じことではないでしょうか。

当たり前ですが、ＡＩを無計画に導入し、みんなが食べていけなくなってしまったら本末転倒です。そうではなく、全体の幸福のためにＡＩをどう使いこなせばいいのか。敵視する前に、まずそうしたことを考えるべきですし、実際、日本人は、そちらの方向に向かえるはずです。

これからもＡＩはどんどん進化を続けるでしょうが、**少なくとも私たちの年代が生きているうちは、人間のほうが面白いことができる**と思います。逆にいえば、**ＡＩがまだ不完全なこの時代を楽しめばいい**わけです。

たとえばＡＩスピーカー。

テレビＣＭなどでもおなじみですが、話しかけると時刻から最新のニュース、明日の天気などあらゆる情報を教えてくれます。手が離せないときは、家電のスイッチを操作してくれたりと、さまざまなシーンで役立つわけです。

使う前から拒否反応を示すのではなく、とりあえずこうしたものに触れてみてくだ

さい。それも脳によい刺激となります。使ってみて「こりゃ、便利だ」となれば使い続ければいいですし、逆に「なんだか、よくわからん！」となれば、従来どおりのやり方に戻して生活すればいいだけです。

近畿大学が授業のアシスタントとして、ＡＩを取り入れたということが報じられました。学生からの質問に対し、24時間体制で応対するといいます。

もしかしたら将来、すべての大学がそうなるかもしれませんが、不確かな未来のことを考えても意味ありません。

私もＩＣＴ（Information and Communication Technology＝情報通信技術）の進歩に合わせて授業のやり方をアレンジしていますが、基本は、身体と身体が同じ場に居合わせて熱を発する〝情熱〟を、教育の柱にしています。

ワンモアポイント！

ＡＩが不完全な時代を素直に楽しむ！

齋藤流
脳活
35

クラシック音楽で脳と心に栄養を送る

私は自分の好みの押しつけは、当然のことながら好きではありません。ただし、時間があるいまこそチャレンジしていていただきたいものが、ひとつだけあります。それがクラシック音楽です。

「クラシック」と聞いただけで、拒否反応を示してしまう方もいるかもしれませんが、私たちは普段からCMやラジオ、映画やドラマの挿入歌などで自然とクラシック音楽を耳にしています。最近はフィギュアスケート人気の影響もあり、さらに身近な存在になってきているのではないでしょうか。

クラシック音楽のよさは、たとえば季節ごとに楽しめる曲があるということです。春にはヴィヴァルディの「四季より『春』」、秋はドビュッシーの「月の光」、クリスマスにはバッハの「マタイ受難曲」、そして年末には、おなじみのベートーヴェンの「第九」といった具合です。音響設備が整った室内でゆったりと聴くのもいいのですが、車に乗りながらなど屋外で聴くことが実はオススメ。**季節ごとの風景と音楽が一体化し、より豊かな気持ちになる**こと請け合いです。

自分の好きな曲があれば、聴き比べをしてみるのも楽しいでしょう。「やっぱりアルバン・ベルク四重奏団はいいな」とか「日本のオーケストラも面白い」といったように、同じ曲であっても演奏家や指揮者が違えば、曲調に変化が感じられます。微妙な差異を聴き分け、特徴を発見することも、またクラシック音楽の楽しみ方のひとつといえるでしょう。

かくいう私は、アントニオ・ヴィヴァルディが大好きで、演奏者がそれぞれ違うCDを30枚ほど持っています。同じ曲を何タイプも聴くわけですが、それでも飽きることはありません。むしろ、どんどんハマっていっています。

なにより音楽は〝一期一会〟です。カフェやお店で気になるクラシック音楽がかかっていたら、店員さんに聞いてすぐに書き留めてください。あとで調べてみようと思っていても、人間の記憶はあいまいなのですぐに忘れてしまいます。どうかクラシック音楽に触れ、自分のものとするタイミングを逃さないでください。

心を癒したり、リラックス効果により睡眠の質も高めてくれるなど、クラシック音楽は私たちの脳にも、さまざまなプラス因子をもたらしてくれます。生演奏を聴きに行くもよし。作曲家の人生や、その社会背景を調べるもよし。クラシック音楽は、聴くだけでなく学ぶ楽しみも与えてくれます。

つまり、**どっぷりハマれば、心にも脳にもたっぷりと栄養が届く**というわけです。

ぜひオススメします。

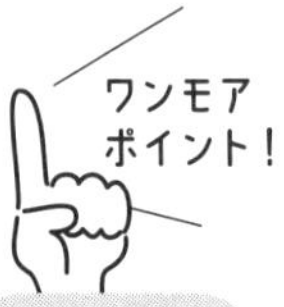

癒しとリラックス効果で、クラシックを学ぶ楽しさは倍増する！

Epilogue

私たちの背中を押す「先人たちの名言」

私たちはこれから先、いくつになっても、まだまだ迷い、そして悩み続けることでしょう。そこで最後に、私も常に力をもらっている、人生の師ともいえる先人たちの言葉を紹介します。まだ見ぬ第二の人生を、彼らはどう生きたのか。その言葉の一つひとつが、皆さんの脳にとって、最高の栄養素となるはずです。

老後生活のあり方――良寛

日々日々又日々（日々日々　また日々）
閒伴児童送此身（閒《すずろ》に児童に伴って此《こ》の身を送る）
袖裏鞠子両三箇（袖裏《しゅうり》の鞠子《きゅうし》　両三箇）
無能飽酔太平春（無能にして飽酔《ほうすい》す　太平の春）

『良寛詩集』（平凡社）

江戸後期の僧・歌人、良寛《りょうかん》（1758〜1831）がつくった漢詩です。意味は「日々に日々に、また日々に／のんびり児童たちを相手にこの身を過ごす／袖のなかには手毬が二つ三つ／能なしで太平の春にたっぷり酔うている」となります。

多くの和歌や漢詩を残した良寛は、生涯、寺をかまえず托鉢《たくはつ》（経文を唱えながら家の前に立ち、食べ物やお金の施しをもらうこと）で生活していました。しかも、**托鉢に頼っていたにもかかわらず、子どもに呼び止められると、そのまま遊んだほどの子ども好き**。そんな良寛の姿がこの漢詩からも感じられます。

このように良寛は晩年に至るまで思うがまま、人生を謳歌《おうか》していました。その他の歌も紹介しましょう。

「大方の 世をむつまじく わたりなば 十に一つも 不足なからむ」

「ゆくりなく ひと日ひと日を 送りつつ 六十路《むそじ》あまりに なりにけらしも」

皆と仲良く人生を暮らせば、それだけで十分。ゆっくり1日1日を過ごしていたら、いつの間にか60歳になっていたよ……。右の漢詩やこの歌だけでも、ぜひ参考にしたい良寛の充実した老後のスローライフぶりが、十分に伝わってくるはずです。

友人論——小林一茶

小坊主や松にかくれて山桜　其角
小坊主や親の供《とも》して山桜　一茶

「見ぬ世の人を友とす」といふ、吉田の法師がかけるに效《ならひ》て、けふは晋子《しんし》が桜を兄として醍（斟《しん》）酌《しゃく》せば、けふ一日の一興なるべし。

『一茶全集／第一巻　句帖Ⅰ』（信濃毎日新聞社）

松尾芭蕉の門下生である宝井其角《たからいきかく》（1661～1707）と小林一茶《こばやしいっさ》（1763～1828）両人の句、そして、それに関する一茶による解説文です。

見てわかるように、其角が詠んだ句に対して、その約100年後に一茶が真似して句をつくっています。どういうことなのでしょうか。

其角は、山桜が咲くなか、小坊主が庭の松の影に出たり入ったり忙しそうにしている姿を詠みました。それに対して一茶は、五・七・五の「七」だけを変えます。

一茶は、鎌倉時代に成立した「徒然草《つれづれぐさ》」十三段の「ひとり灯《ともしび》のもとに文《ふみ》をひろげて、見ぬ世の人を友とするぞ、こよなう慰むわざなる」（ひとり灯りの下で本を広げて、昔の人を友とすると、とても心が慰められる）をモチーフに、まるで其角とともに句を詠み合っているかのように、オマージュをささげたのです。

ちなみに「晋子」とは其角の別号。今日は、桜を其角に見立てながら、その気持ちを思いやるのが楽しい……。**「同時代の人だけが友人ではない。時代を超えても真の友人をつくることができる」**という、まるでSNSの友だちの数を競い合う現代人を諭すかのような、一茶による〝粋な友だち論〟といえるでしょう。

読書術――本居宣長

まづ大抵にさらさらと見て、他の書にうつり、これやかれやと読みては、又さきによみたる書へ立ちかへりつつ、幾遍《いくへん》もよむうちには、始《はじめ》に聞《きこ》えざりし事もそろそろと聞ゆるやうになりゆくもの也《なり》。

『うひ山ぶみ』（講談社）

江戸を代表する国学者、本居宣長《もとおりのりなが》（1730〜1801）の読書論です。学問初心者のための入門書『うひ山ぶみ』のなかに書かれています。

宣長は、いわゆる「必読書」について、まず**「順序にこだわらず、あれこれ読んでいい」**と説き、さらに**「はじめから文意を理解しようとしてはいけない」**と述べています。そのうえで次のようなアドバイスを送ったわけです。

「まずおおまかにさらっと見て、ほかの文献へと移り、あれこれ読んで、さらに前に読んだものに帰ればいい。それを繰り返せば、最初に理解できなかったことも徐々にわかるようになる」

私たちも、いわゆる「権威」が述べる「まずはこれを読め」「初心はこの本から」のような意見に流されがちですが、宣長にしてみれば、**「本は最初は大雑把でいいので、好きなように読むとそのうち理解できるようになる」**ということになります。

宣長は厳密な学者というイメージですが、実は、非常に柔軟な考えの持ち主だったこと、そしてなにより、「本は自由に読んでいいんだ」ということが、とてもよくわかる一文だといえるでしょう。

老いらくの恋——良寛

捨てし身を いかにと問はば ひさかたの
雨ふらば降れ 風ふかば吹け

『良寛歌集』
(平凡社)

項目「9」でも取り上げたように、恋愛というものは、何歳になっても不思議な力を与えてくれるものです。実は良寛も、70歳を過ぎてから40も年下の貞心尼《ていしんに》という女性と恋愛関係にありました。貞心尼は、越後の長岡生まれで、一度結婚するもその後離婚。やがて良寛の歌を知り弟子になりたく会いに行くも不在のため、歌を残します。そこから、ふたりは歌のやり取りを通じて、仲を深めていったのです。

右は、そのさなかの一首。「俗世間を捨てた身はどのような感じかと聞かれたら、雨が降れば降るのに任せ、風が吹けば吹くのに任せて過ごしていると答えよう」という意味です。良寛らしい自然に身を委ねた感が素晴らしい歌だと思います。

良寛が貞心尼と恋に落ちたのは、もはや最晩年。やがて、人生の終わりのときが近づいてきます。ある日、良寛の寿命を悟った貞心尼が「生き死にの 界《さかひ》はなれて 住む身にも 避《さ》らぬ別れの あるぞかなしき」という歌を詠むと、良寛は「裏を見せ 表を見せて 散るもみじ」と返したともいいます。

このように良寛は、最後まで自然に逆らわず、恋愛も自由に楽しみ、人生の大団円を迎えたのでした。

健康法——白隠禅師

一身《いっしん》の元気《げんき》をして臍輪気海《せいりんきかい》、丹田腰脚《たんでんようきゃく》、足心《そくしん》の間《かん》に充《み》たしめ、時々《じじ》に此観《このかん》を成《な》すべし。

我《わ》が此《こ》の気海丹田《きかいたんでん》、腰脚足心《ようきゃくそくしん》、総《そう》に是我《これわ》が本来《ほんらい》の面目《めんもく》、面目何《めんもくなん》の鼻孔《びこう》かある。
我《わ》が此《こ》の気海丹田《きかいたんでん》、総《そう》に是我《これわ》が本分《ほんぶん》の家郷《かきょう》、家郷何《かきょうなん》の消息《しょうそく》かある。
我《わ》が此《こ》の気海丹田《きかいたんでん》、総《そう》に是我《これわ》が唯心《ゆいしん》の浄土《じょうど》、浄土何《じょうどなん》の荘厳《しょうごん》かある。
我《わ》が此《こ》の気海丹田《きかいたんでん》、総《そう》に是我《これわ》が己身《こしん》の弥陀《みだ》、弥陀何《みだなん》の法《のり》をか説《と》く

『声に出して読みたい日本語2』
（齋藤孝、草思社）

江戸中期の禅僧、白隠《はくいん》禅師（1686～1769）による『夜船閑話《やせんかんな》』序文の言葉です。白隠禅師は、修行のやりすぎで病に倒れてしまいます。「耳はガンガン鳴りつづけ、なにごとに対しても臆病になり、神経過敏に、かつ恐怖に駆られ、身心困憊《こんぱい》し、夜はねむることもできず」とありますから、うつ病のようなものだったのでしょう。ところが、山のなかに住んでいる白幽《はくゆう》仙人に秘法を伝授してもらったところ体調が回復します。それが「内観の秘法」というものです。

やり方を簡単に言うと「眠る前に、目を閉じ両足をそろえ、臍《へそ》のまわりから気海丹《きかいたん》田《でん》（下腹）、腰、股、足の裏まで気を送り込む。そして下半身に意識を向け、下腹部に力を入れて呼吸する。心中のモヤモヤをすべて投げ放ち、心を静かに精神を統一して深く、内観していく」というもの。

これを繰り返していくと気分が落ち着き、全身がリラックスし健康体へと導いてくれると白隠禅師は言います。ちなみに、右ページにある「我が此の気海丹田～」部分は、内観の秘法をしながら唱えるといいとされる文言。気力、体力ともに低下してしまった方にオススメの健康法、瞑想法といえるでしょう。

生への執着——葛飾北斎

九十歳よりハ又々画風を改め　百才の後に
いたりてハ　此道《このみち》を改革せんことをのミ
ねがふ《（願う）》　長寿くんし《（君子）》　わが言《ことば》のたかハさる《（違わざる）》を
しり《（知り）》たまふべし

『葛飾北斎』
（永田生慈、吉川弘文館）

日本のみならず、ゴッホをはじめ世界中の画家に影響を与えた江戸の浮世絵師、葛飾《かつしか》北斎《ほくさい》（１７６０〜１８４９）の言葉です。死の直前に出版された、いわば北斎流絵の教科書『画本彩色通《えほんさいしきつう》』に書かれています。

北斎は、20歳のころから90歳まで70年間も絵師として活動し続けました。代表作のひとつ『富嶽《ふがく》三十六景』を描き始めたのは60歳を超えてからで、完成は73歳のころ。しかも、右ページで紹介したように**「90歳からさらに画風を深化させ、１００歳になったら絵の道を一新したい」**と、常に「新しい自分」を追い求めていました。また、「あと10年生かしてくれれば、まことの絵描きになってみせる」とも語っていたように、まさに晩年の号「画狂老人《がきょうろうじん》」どおり、作画への意欲を燃やし続けたのです。

北斎の墓碑に刻まれた辞世の句は、**「飛《ひ》と魂《だま》でゆくきさんじや夏の原」。人だまになって夏の原っぱにでも気晴らしに出かけようか、という意味**です。

人生を悟り静かにこの世を去るのも美しい死に方かもしれませんが、一方で、画の道一筋を最期まで貫いた北斎の「画狂老人」的生き方もまた、人間の理想の一生なのかもしれません。

人生の成功法則——本多静六

1、常に心を快活にもつ—楽天主義。
2、専心その業に励む—職業の道楽化。
3、功は人に譲り、責は自ら負う。
4、善を称し、悪を問わず。
5、好機はいやしくもこれを逸せぬこと。
6、勤倹貯蓄—四分の一貯金の実行。
7、人事を尽くして天命（時節）を待つ。

『本多静六自伝 体験八十五年』
（実業之日本社）

本多静六《ほんだせいろく》（1866～1952）は林学博士で東大教授を務めるかたわら、東京の日比谷公園や福岡の大濠《おおほり》公園など全国各地の公園を設計したことから「公園の父」とも呼ばれる学者です。それとともに、本多は投資も積極的に行い、莫大な財産を築きました。おそらく本書の読者でも、ご存じの方は多いのではないでしょうか。

本多はドイツ留学時代に師事した教官が、自由に研究を行うため自ら資産形成をしているのに影響を受け、自身も収入の4分の1を投資に回す蓄財法を始めて、大成功を収めました。ただし、彼の本当にすごいところは、大富豪であったにもかかわらず、**子どもには1軒の家と教育費以外、一切残さなかったこと。定年で東大教授を退官した際、全財産を寄付してしまった**のです。

幸福は本来、自分自身の努力で勝ち取るもの。遺産があると、子どもはかえって不幸になる。本多はそう語っています。右ページは、そんな彼が説く「成功の近道」です。**「職業の道楽化」**など、本多がお金だけの人間でないことがよくわかります。

子どもに財産を残したいというのは、親として当たり前の気持ち。そんな既成概念を疑ってみると、これまでとは違う人生の道が見えてくるかもしれません。

死への抵抗——ココ・シャネル

わたしはひどく往生際が悪い。
いちど葬られても、あがいて、
もういちど地上にもどり、
やりなおすことしか考えていないわ。

『シャネル——人生を語る』
（ポール・モラン、中央公論新社）

フランスの世界的ファッションデザイナー、ココ・シャネル（1883〜1971）は、言わずと知れた高級ブランド「シャネル」の創業者です。初めてジャージーを生地に使用した女性服や「シャネルの5番」で知られる香水、あるいはバッグなど、そのデザインは、世界中のファッションに大きな影響を与えました。

彼女の生き方は、とにかく「過激」のひと言。唯一の回想録『シャネル――人生を語る』にもあるように、**「破壊と再生の深い欲望」**を満足させるべく生きていきました。もちろん当時はいま以上に男性優位の社会でしたから、女性のデザイナー、企業家が勝ち上がることがどれだけ大変だったか、想像に余るものがあります。

そんな彼女が死について語ったのが、右の言葉です。友人に「君は美しく死ぬ」と言われたシャネルは、このように答えました。

とにかく、人の何倍もの密度で人生を駆け抜けたシャネル。**「生きているうちは絶対休んだりする気はない」「死ぬなんてまっぴらよ！　生きなくっちゃ！」**など、とにかく死への抵抗、生への欲望がほとばしっていました。ここまで前向きな生き方をしたからこそ、世界中の女性の心をつかむことができたのかもしれません。

ボケとの向き合い方①——まど・みちお

私が片足《かたあし》に2枚《まい》かさねてはいたまま
もう片足の靴下《くつした》が見つからないと騒《さわ》ぐと
彼女《かのじょ》は米も入れてない炊飯器《すいはんき》に
スイッチ入れてごはんですようと私をよぶ
・・・・
おかげでさくばくたる老夫婦《ろうふうふ》の暮《く》らしに
笑《わら》いはたえずこれぞ天の恵《めぐ》みと
図にのって二人ははしゃぎ

『いわずにおれない』(集英社)

私の大好きな詩人のひとりに、まど・みちお（1909〜2014）がいます。童謡「ぞうさん」や「やぎさんゆうびん」「一年生になったら」「ふしぎなポケット」の作詞をした偉大な詩人です。1994年には、児童文学のノーベル賞といわれる「国際アンデルセン賞作家賞」を日本人で初めて受賞するなど、世界的にも高く評価されています。

そんなまど・みちおが、妻との老人暮らしの日常を描いた詩が「トンチンカン夫婦」です。右に載せた一節を見ればわかるように、**夫婦の身に着実に「ボケ」が迫ってきているのがわかります**。ところが、このふたりのすごいところは、**ボケを「笑い」に昇華**しているところ。まど・みちおはこう語っています。

「イライラしてパニックになるときもあるけれど、ボケのおかげで遭遇する世界のあまりの面白さに、たいていは二人で大笑い」

たしかに、**この詩を読むとボケなど心配しても仕方ないと思えてくる**でしょう。

ちなみに、この詩が収録されたエッセイ『いわずにおれない』もぜひオススメです。生きている、それだけで幸せだと思える1冊であること、間違いありません。

ボケとの向き合い方②――ドナルド・キーン

友人の何人かを襲った「ぼけ」が、私を不意に襲うのではないかという不安が頭をかすめることは確かにある。

『ドナルド・キーン自伝』（中央公論新社）

川端康成や三島由紀夫など、数多くの文豪と親交深かったアメリカ生まれの日本文学研究者ドナルド・キーン（1922〜2019）。彼が亡くなったことは、いまだ記憶に新しいのではないでしょうか。

日本文学の研究を長らく続け、晩年まで精力的にエッセイなどを執筆していたキーンであっても、右の一文にあるように、「ボケ」に対する強い恐怖心を抱いていました。**そうなる前に「死んだ方がましではないか」とさえ考えていた**のです。

それでもキーンは、80歳を前にして「ファルスタッフ」を作曲したイタリアのヴェルディ、90歳になるまで絵を描き続けた北斎、そして、ほぼ100歳で小説を書いた野上彌生子《のがみやえこ》といった、老いてなお創作に挑み続けた先人を思い浮かべながら、**「私も彼らのように幸運なら、正気を保っていられるかも」**と思い直します。

実際、キーンは死ぬまで現役でいたわけですから、幸運さをかみしめながら、この世を去ったのかもしれません。

いずれにせよ、まど・みちおの「ボケ」の受容も、キーンの「ボケ」への恐怖も、どちらも私たちがいま生きている社会の現実を映し出した一文といえるでしょう。

死の覚悟――良寛

災難に逢ふ時は災難に逢ふがよく候。
死ぬる時節には死ぬがよく候。
是はこれ災難をのがるる妙法にて候。

『良寛歌集』
（平凡社）

１８２８年の冬、良寛が住んでいた越後の三条、いまの新潟県三条市で１５００人以上の犠牲者を出す三条大地震が発生しました。幸い当時71歳だった良寛は無事でしたが、親交の深かった造り酒屋の当主、山田杜皐《とこう》は被災してしまい、子どもも失ってしまいます。右は、その友人を想いやって送った見舞文中の言葉です。

意味は、「災難にあうときはあってしまうし、死ぬときは死を受け入れるしかない。これが災難にあわない秘けつです」というもの。良寛は、「元気を出して」とストレートに励ますのではなく、**「死ぬときが来たら人間は死んでしまう。だから受け入れるしかない」**というメッセージを送ったのです。

これは、取りようによっては冷たい言葉かもしれませんが、杜皐との関係性、そして良寛の人間性ゆえ、このような内容になったのでしょう。落ち込んでいる杜皐に、どうか前向きに生きていってほしいと願いを込めていたはずです。

誰しも死に対して恐怖心はあります。しかし良寛は、「じたばだしてもしょうがないよ」としたうえで、いまも昔も天災が多い日本に住む私たちに、「ある種の覚悟を持って充実した日々を生きろ」と教えてくれているのではないでしょうか。

最期の迎え方――ブッダ

さあ、修行僧たちよ。お前たちに告げよう、「もろもろの事象は過ぎ去るものである。怠ることなく修行を完成させなさい」と。

『ブッダ最後の旅――大パリニッバーナ経』
（中村元、岩波書店）

これは、仏教の開祖であるブッダ、最期の言葉です。

ブッダは旅の途中、鍛冶工《かじこう》のチュンダに招かれ食事を供されました。ところが、それに当たり瀕死《ひんし》の状態になってしまいます。そのときブッダはこう思いました。

「のちに、このことをチュンダが知ったら、私に施したのを後悔するかもしれない」

そこでブッダは弟子のアーナンダに、自分がこの世を去ったらチュンダに次のように告げるよう依頼します。

「友よ。修行完成者（＝ブッダ）は最後のお供養の食物を食べてお亡くなりになったのだから、お前には利益《りやく》があり、大いに功徳《くどく》がある」

そして、いまわの際、ブッダは弟子たちに右ページの言葉を告げると、安らかな最期を迎えたのです。

死の淵にいながらもなお、自分のためにしてくれたことで自戒の念に苦しまないよう、チュンダの心の重荷をそっと下ろすブッダ。それを踏まえて最期の言葉を読み解くと、**「人生は修行。だから最期まで精進しなさい」**と諭されているような気がします。

私たちには、まだまだやるべきことが残っているというわけです。

おわりに

自分のなかに「川」と「山」を持つということ

明治大学の教壇に立つようになってから25年あまり。

本文でも書いたように、私は日々、学生たちから多くの刺激を受けているおかげで、常にテンポよく過ごすことができています。学生とカラオケに行けば、彼らと一緒にアップテンポな曲を歌う。帰宅したら、録画したテレビ番組を倍速で観る。そのうえで、いくつもの作業を同時にこなす……。

最近になって、これらの行動が時間の節約だけではなく、自然と「脳のサビ落とし習慣」になっていたことに気づきました。

卒業を迎えた学生に「先生の授業がないと、なんだかリズムが狂います」「先生と会う機会が減って、頭の回転が鈍くなっちゃいましたよ」と言われたことがあります。

つまり、私と学生それぞれのスピード感で交流することで、互いのサビを取り合っていたのです。

もちろん、なんでも速ければいいというわけではありません。ゆっくりとしたテンポのなかで、〝たゆたう〟ようなひとときも大切です。

現役時代は休むこともままならないくらい、懸命に働いてきたことでしょう。しかし、これからは1分、1秒をじっくりと味わうという、優雅な時間の使い方も楽しめるわけです。

いわば、「動物的なスピーディーな時間」と、「植物的なゆとりある時間」双方を過ごすということ。四季の移り変わりを敏感に感じ取る植物のように、ゆったりとしたときの移ろいに身を任せる。これこそ、第二の人生ならではの〝ぜいたく〟といえるのではないでしょうか。

本文で登場した孔子も言っていました。

「知者は水を楽しみ、仁者は山を楽しむ」と。

つまり、頭のシャープな人は変幻自在な水の流れを好み、誠実で心豊かな人格者は山を好む、ということです。

ですから、自分のなかにもサラサラと流れる「川」と、どっしりとして動じない「山」を持つのがいいのではないでしょうか。そして、このふたつを状況に応じてギアチェンジする。いつもアップテンポでいるのではなく、ときにはどっしりとかまえる。これが、これから目指すべき「身も心もサビない生き方」ではないでしょうか。

60歳を迎える年にこのような本を執筆することで、自分自身の生活習慣を改めて見直すことができました。すると、普段、自分でも無意識のうちにやっていたことが、実は「脳のサビ取り」になっていたことに、いまさらながら気づかされたのです。

読者の皆さんも本書を読み終えたいま、ご自身の普段の行動を振り返ってみてください。おそらく、日々の生活のなかで「脳のサビ取り」になるようなことを、自然とやっていたのではないでしょうか。

毎日、犬を散歩に連れ出す。おいしいコーヒーを飲む。ニュース番組をチェックするなどなど……。

無論、本書で紹介した「私の生活習慣35」だけに、こだわる必要などありません。そのなかから、ご自身に合ったものを生活に取り入れるもよし。この本をきっかけに、ご自身の生活習慣を見直すもよし。そうすることで、脳も体も、そして人間関係さえも、もっともっと充実したものとなることでしょう。

第二の人生は、始まったばかりです。読者のみなさんが「一生サビない脳」とともに、上機嫌な毎日を過ごされることを心より願っております。

本書の制作にあたり、ビジネス社編集部の大森勇輝さん、ライターの安田ナナさんにお世話になりました。ありがとうございました。

2020年4月

齋藤 孝

［略歴］

齋藤孝（さいとう・たかし）

1960年、静岡県生まれ。明治大学文学部教授。東京大学法学部卒業。同大学院教育学研究科博士課程等を経て、現職。専門は教育学、身体論、コミュニケーション論。『身体感覚を取り戻す』（NHK出版）で新潮学芸賞受賞。『声に出して読みたい日本語』（草思社）がシリーズ260万部のベストセラーになり日本語ブームをつくる。
『親子でできる！ 頭が良くなる！ こども呼吸法』『こどものための道徳生き方編・学び方編』『頭のよさはノートで決まる』『すぐ使える！ 四字熟語』（以上、ビジネス社）、『話すチカラ』（安住紳一郎共著、ダイヤモンド社）、『小学生なら知っておきたい教養366』（小学館）、『小学校では学べない 家族と友だち』（KADOKAWA）など著書多数。NHK Eテレ「にほんごであそぼ」総合指導、TBSテレビ「新・情報7days ニュースキャスター」、フジテレビ「全力！ 脱力タイムズ」等、TVコメンテーターとしても活躍中。

編集協力：安田ナナ
帯表4写真提供：草思社

「一生サビない脳」をつくる生活習慣35

2020年5月1日　　第1刷発行

著　者　齋藤 孝
発行者　唐津 隆
発行所　株式会社ビジネス社
〒162-0805　東京都新宿区矢来町114番地 神楽坂高橋ビル5F
電話　03(5227)1602　FAX　03(5227)1603
http://www.business-sha.co.jp

〈装幀〉尾形忍（Sparrow Design）
〈本文組版〉エムアンドケイ　茂呂田剛
〈印刷・製本〉中央精版印刷株式会社
〈編集担当〉大森勇輝　〈営業担当〉山口健志

ISBN978-4-8284-2170-4

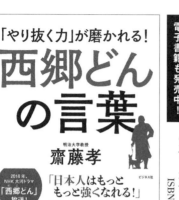

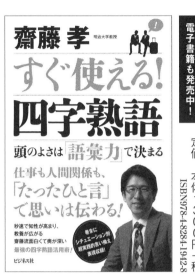

親子でできる！ 頭がよくなる！ こども呼吸法

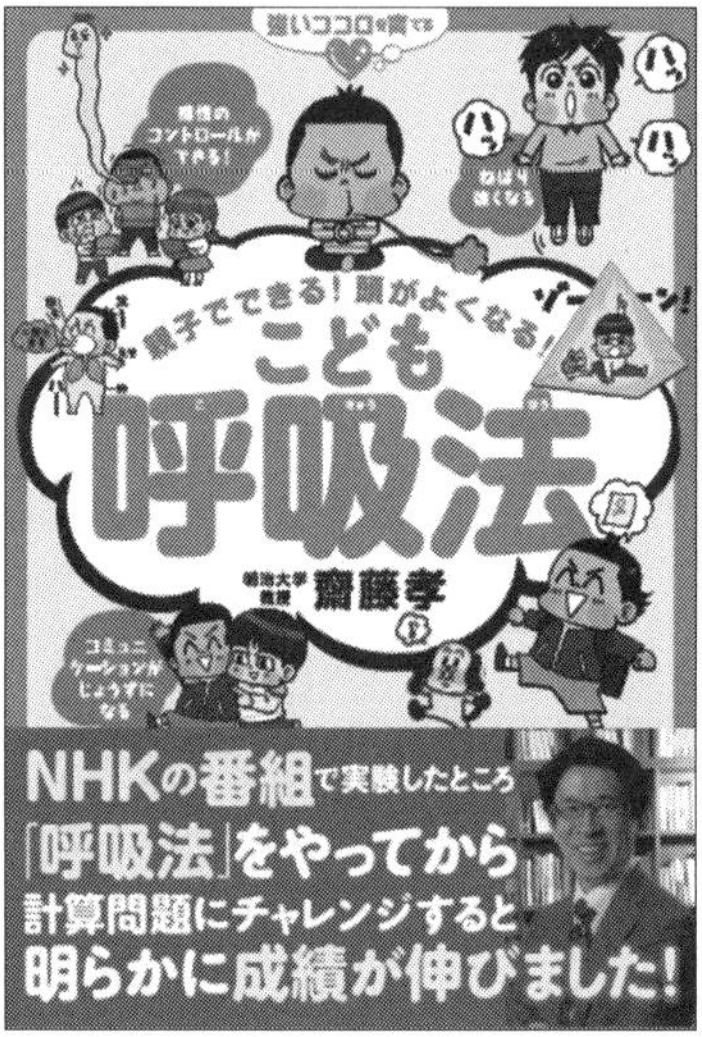

電子書籍も発売中！

定価　本体1200円＋税
ISBN978-4-8284-2064-6

集中力アップ、感情のコントロールやコミュニケーション能力も向上する誰でも簡単、精神修行法！

勉強やスポーツの前に、「呼吸法」で息をととのえると、頭がさえて、いつもよりスゴイ力がだせるよ。「呼吸法」を身につければ感情のコントロールもできるようになるし、友だちとのコミュニケーションも上手になる。この本を読んで、「呼吸法」をマスターしよう！

本書の内容

ビジネス社・齋藤孝の本

キミたちはどう学ぶか？ こどものための道徳 生き方編

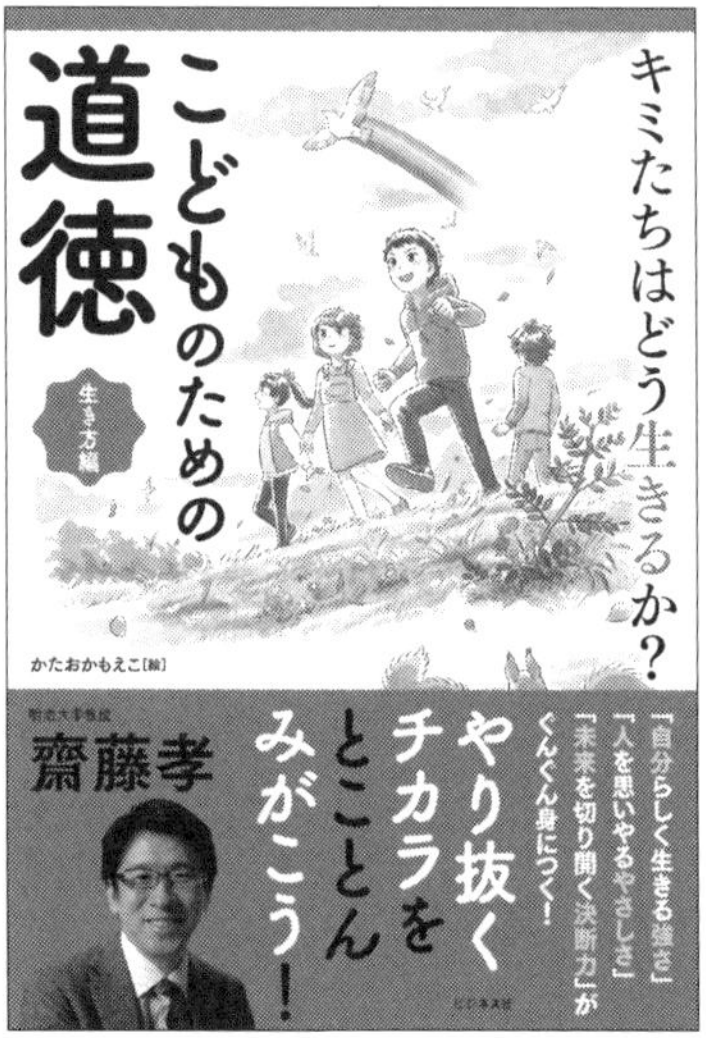

電子書籍も発売中！

定価 本体1350円＋税

ISBN978-4-8284-2011-0

2018年4月より小学校、2019年4月より中学校で「道徳」の正式教科スタート！

話題騒然！ 発売前に2冊同時大増刷決定!!

家族、命の大切さ、おカネから
スマホ、グローバル化、生活習慣、夢にいたるまで
日常生活に役立つ「生きるコツ」を大紹介！
毎日がもっと楽しくなるように
20の「ギモン」をみんなで一緒に考えよう！

ギモンの一例

◎おカネってたくさんあったほうがいいの？

A　おカネはあればあるほどいい。
　　おカネがなくても幸せなんて、きれいごとだよ。

B　おカネがゼロでは困るけど、オカネがたいしてなくても、
　　幸せに暮らすことはできるさ。